鉄道医　走る

お客さまの安全・安心を支えて

村山隆志
Murayama Takashi

交通新聞社新書 034

はじめに

皆さんは、平成の二・二六事件という出来事をご存じでしょうか。

それは、平常運転をしていた新幹線の運転士が居眠りをしてしまったことに関係するものですが、その運転士の居眠りは、彼の不注意・過失というよりも、病気によるものだと後に判明したのです。

そのことについて、平成15年度（2003）の「交通安全白書」概要のトピックスには平成15年2月26日の出来事として次のように書かれています。

「山陽新幹線の運転士が、福山駅を定時発車後、所定速度で運転中に約8分間居眠り状態となり、岡山駅に到着した際、新幹線がATC（自動列車制御装置）の動作により所定停車位置の約100メートル手前で自動停止するという事案が発生した」

2月26日に起きた事件、つまり、平成の二・二六事件なのです。この事件は、鉄道の安全に関わる社員たちにとっては、大きな問題をはらんでいました。

最初、当該運転士は、業務上過失往来危険の疑いで書類送検されたのですが、後に睡眠時無呼吸症候群（SAS: Sleep Apnea Syndrome）と診断され、起訴猶予処分とされました。

つまり、彼は、前日8時間以上の睡眠を取っていたにもかかわらず、8分間程度の深い眠りに陥ってしまったのですが、これは、先ほど触れました睡眠時無呼吸症候群という病気のためであり、本人の過失ではないと判断されたのです。

この事件では、運転士が居眠りをしていたにもかかわらず、新幹線は100メートルのずれはあったものの、所定の駅プラットホームに無事停車し、乗客の皆様にも支障を来さなかったのですから、新幹線の安全性が示されたという見方も出来るでしょう。

しかしながら、日頃運転に従事している人たちの中に、病的な眠気を催してしまう病気をかかえた人たちがいるのではないか、今回は重大な事故に繋がらなかったが、そういう運転士は重大な事故を引き起こしてしまいかねないのではないかとの疑問がわき、大きな問題となりました。もちろん、このことは鉄道だけではなく、航空機、船舶、バス・タクシーなど全ての輸送機関で問題になることは言うまでもありません。

つまり、それまでSASという病気を持つ運転従事員を見逃していたのではないか、もしそうであれば、乗客の皆様の安全を守れていたとは言えないのではないかと、安全運転に関わる者たち共通の戸惑いがあったのです。

こういった、人に関わる様々な安全を脅かす要素をヒューマン・リスク・ファクター（Human Risk Factor）と言います。どんなに機械的システムが進歩しても何らかのヒューマン・リスク・ファクターは存在し、それを極力小さくしなければならないのは、安全を司る人たちの当然の使命です。鉄道では、その責任を担うのが、鉄道会社に所属する産業医たちです。

鉄道医　走る――目次

第2章　鉄道医への道のり

第1章
鉄道員と「鉄道医」

I　産業医とはどんなお医者さん？

一　産業医とは

　ところで、皆さんが医師像を頭に思い浮かべるときにどのような姿を思い浮かべるでしょうか。白衣を着て首に聴診器をかけている内科系の医師でしょうか、あるいは、青い手術着を身にまとい、マスクをつけ、ゴム手袋をはめた外科系の医師でしょうか。

　この本の対象となる医師像はそうではありません。あまり一般的ではありませんが、メスや聴診器の代わりに騒音計や粉塵計などを手にする医師、つまり産業医のことなのです。

　労働安全衛生法第13条では、「一定規模以上の事業場について、一定の要件を有する医師のうちから『産業医』を選任し、労働者の健康管理を行わせること」となっています。

　実際には、常時50人以上の労働者を雇用する事業場では少なくとも一人の産業医を選任せねばなりません。そして、有害な作業をせねばならない事業場で、５００人以上の労働者がいる場合は専属の産業医を置かなければなりませんし、３００１人以上の事業場では２人の産業医を置かなければならないとされています（表1）。

　また、医師なら誰でも産業医になれるのではなく、次の条件のいずれかに当てはまらなければ

表1　産業医の選任

業種	事業場の規模	産業医の選任（産業医の人数）
全ての業種	50人未満	産業医の選任義務はない
	50～499人	1人
	500～999人	
	1,000～3,000人	
	3,001人以上	2人

ただし、特定の有害な業務に携わる事業場では、常時500人以上1,000人以下の場合、専属産業医1人、1,000人以上の事業場では、専属産業医2人を置かなければならない

なりません。

①厚生労働大臣の定める研修（日本医師会の産業医学基礎研修、産業医科大学の産業医学基本講座）の修了者

②厚生労働大臣が指定した産業医の養成講座を設置している産業医科大学その他の大学で当該課程を修めて卒業し、厚生労働大臣が定める実習を履修した者

③労働衛生コンサルタント試験に合格した者で、その試験区分が保健衛生である者

④大学において労働衛生に関する科目を担当する教授、准教授、常勤講師またはこれらの経験のある者

⑤平成10年（1998）9月末時点において、産業医としての経験が3年以上ある者

実際は、日本医師会の認定産業医資格を得ている医師か、労働衛生コンサルタントの資格を得ている医師と考えてよいと思います。

前者は、あらかじめ定められた研修を受けた上で日本医師会から認

定産業医として認められるのですが、それには講義の他に作業現場での実習も含まれています。また、一度得た資格を維持するためには、その後一定の研修を受け続けて5年ごとに、資格を更新する必要があります。

後者は昭和47年（1972）に創設された国家資格で、筆記試験と口述試験に合格しなければなりません。平成19年度（2007）の合格率は28・5パーセントだったそうです。

会社員の皆さんは、ご自分の会社の中に診療所があるかも知れません。そこでは、日常的な診療の他に、社員の健康管理にも携わる医師がいるのではないでしょうか。彼らの多くは、臨床医としての資格の他に、日本医師会認定産業医の資格を持っているのだと思います。

二　なぜ、産業医が必要なの？

なぜ、作業現場に専門的な知識を持つ産業医が必要なのでしょうか。

皆さんも、ごつごつ節くれ立った指を持ち、顔や首などに深く刻み込まれたしわ、前屈みになった背中などに特徴があって、実際の年齢より少し老けて見える人に出会うと、畑仕事をなさっている方かな、と思うのではないでしょうか。

それに限らず、その人の特徴から職業を言い当てられることもありますよね。たとえば、大男で耳がふくれていて妙に変形している人を見れば柔道家ではないだろうかと思うでしょう。

あの、シャーロック・ホームズのモデルは、作者のコナン・ドイルが、エディンバラ大学医学部の学生だった頃に出会った外科の教授だそうです。彼、ジョーゼフ・ベルは診察室に入ってくる患者を見た瞬間に、その人の服装やズボンのしわ、カフスの汚れ具合、靴の様子などから、この人は何の目的で来たかというのを感じ取ったといいます。また、歩き方や身体の特徴でその人の職業も当てられたといいます。

人は長い間同じような反復動作を繰り返しますと、筋肉の発達の仕方に特徴的なゆがみを生じたり、あるいは、骨や関節に特徴的な変化が起きることもあります。

このように、職業が人を作るという側面はあるのでしょうが、しかし、健康を障害したり命に関わることは避けなければなりません。

大昔の鉱山では、多くの人々が地下深くの地中で、「灯し竹」と呼ばれるかがり火の明かりを頼りに、槌と鑿《のみ》で岩盤を掘る過酷な作業に就いていました。坑内労働に従事する人たちは、30歳を過ぎる頃には廃人のようになり、血反吐《へど》を吐いて死んでいきました。

彼らはよろよろとしか歩けなくなってしまうので「よろけ」とも呼ばれていました。これは、今で言う、珪肺（じん肺）に当たる病気だったのです。

他にも集団生活を強いられた紡績工場の女工たちの間に見られた結核の集団感染なども大きな問題でした。電動鋸や削岩機などの振動器具による白蝋病、騒音による難聴なども大きな問題でしたし、現在でも石綿（アスベスト）による中皮腫など、職業による健康被害は決して無視できないことはご存じでしょう。

いろいろな作業現場で働く人たちは、程度の差こそあれ、健康被害と無縁ではありません。特に、有害物質を取り扱わねばならなかったり、騒音・高温・低温など悪環境下での作業を強いられる人たちには、健康被害を起こさないような配慮が必要になります。

白蝋病

名前のいわれは、手足が寒冷刺激などで、白蝋のように冷たく白く変わることからで、激しい振動を伴う電動工具などを用いる人たちに見られる。林業でのチェーンソー、かつて線路のバラスト（砕石）を搗き固めるために用いられたタイタンパーなどが代表として挙げられる。

現在でも、削岩機、エアハンマーなどを使用する人たちの他、長時間ハンドルを握っているオートレースのドライバーなどに発症する危険性がある。

原因は、主に手指の細い動脈がけいれん性に収縮すること（レイノー現象）により、血液の循環が遮断されることによる。

症状は、多くの場合、寒冷刺激や強い情動の変化などに引き続いて、指やつま先の細動脈の収縮が急速に起こり、数分から数時間続く。指は普通、まだら状に青白くなることが多いが、1本の指だけに見られる場合も複数に見られる場合もある。指がしびれる、刺すような痛みがある、チクチクする、熱くなるなどの症状が見られ、その発作が治まると、障害された部分は普通よりも赤くなったり青みを帯びたりする。こういったレイノー現象は、他に膠原病などでも見られる。

たばこは血管を収縮させる作用があり、喫煙は避けなければならない。

騒音性難聴

近くで爆発などの強大な音響にさらされると、そのとたん、聞こえなくなることがあるが、そういった急性音響性外傷と言われるような状態と違って、騒音に慢性的にさらされているうちに次第に進行する難聴のことをいう。

騒音性難聴の起こり方は、その騒音の程度や質、曝露持続時間などによって異なるが、いずれも高音域（特に4000Hzを中心とした）の聴力低下として現れる。これはC5-dipとも言われる。C5とは中央ハ音から5オクターブ上の音、4096Hzのことをいう。

この音域は、日常会話の音域500〜2000Hzから外れるため、自覚しないことが多いので、オーディオグラムでC5-dipが認められた場合は注意が必要である。ただし、耐えられる騒音レベルの程度には個人差が大きく、同じ騒音職場で働いていても、全く聴音レベルが落ちない人もいる。

労働安全衛生規則によれば、おおむね85dB以上の職場として、鋲打ち機、はつり機、鋳物の型込機などの圧縮空気により駆動される機械または器具を取り扱う業務を行う屋内作業場など52作業場が騒音職場として指定されている。その他にも85dB以上の業務の場合は騒音職場として健康管理・作業管理をすることが望ましい。

石綿

石綿は、専門的には単一の鉱物名ではなく一群の鉱物の総称である。大きくは蛇紋石系と角閃石系とに分けられ、前者はクリソタイル（白石綿）1種のみであるが、後者にはアモサイト（茶石綿）、クロシドライト（青石綿）など6種類がある。しかし、世界で使われた石綿の9割はクリソタイルである。

日本では、戦時中に熊本県で採掘をしていたこともあったが、その多くはカナダや南アフリカから輸入していた。

石綿は、紡織性、拡張力、耐摩擦性、不燃性・耐熱性、断熱・防音性、耐薬性、絶縁性、耐腐食性、親和性、経済性などの面で優れ、「奇跡の鉱物」と呼ばれた。したがって、用途は広範囲で、建物に吹き付けて用いたり、織物、編み物、石綿スレート、石綿パイプなどの建築資材、様々なシール材、ブレーキライニングなどに用いられてきた。

しかし、１９７０年代に発がん性のあることが判明して以来、ＷＨＯはじめ諸機関で使用禁止の方向に進み、１９８６年にＷＨＯがアモサイトとクロシドライトの使用禁止を決め、日本では平成16年（２００４）10月から石綿の建材への使用は全て禁止された。

三　産業医の始祖

１７００年にイタリアで「働く人の病」という本が出版されました。それが職業とそれによって引き起こされる病が体系的に記載された世界で初めての専門書で、作者のベルナルディーノ・ラマツィィーニは、「産業医学の父」と呼ばれています。

その彼の後に続くという意志を込めてでしょう、昭和53年（１９７８）に当時の労働省の肝いりで、福岡県北九州市に設立された産業医科大学のキャンパスには、彼の立像が置かれ、大講堂にも彼の名前が冠されています

作業場で働く人たちの危険を極力小さくし、また、万が一健康被害が起きる可能性のある場合には、早期に発見し大事に至らないように配慮するために産業医が置かれ、その数は作業現場の有害度・危険度によって決められています。

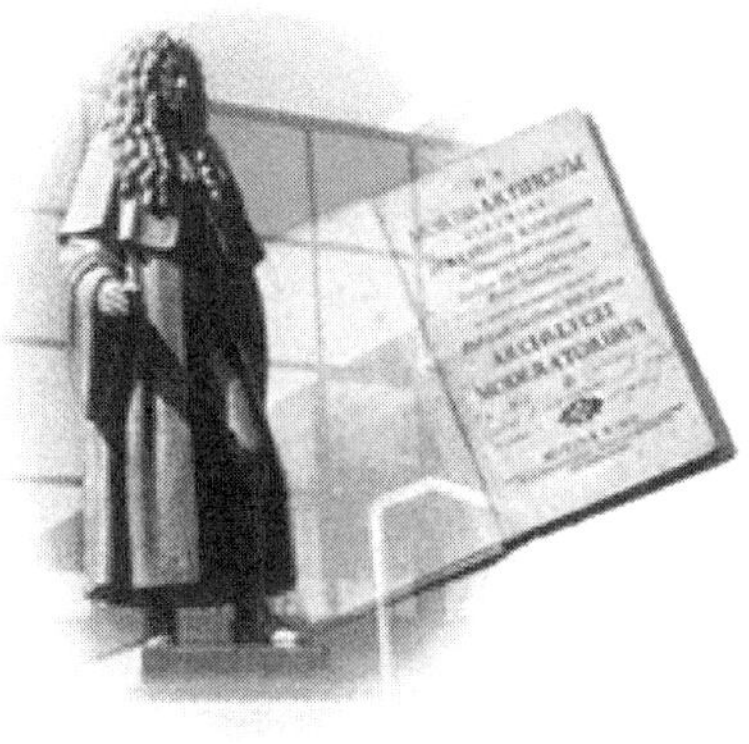

産業医科大学内のラマツィィーニ像と初版本
（産業医科大学のホームページより転載）

Ⅱ　産業医と鉄道医

鉄道の中での産業医の使命は、他の作業現場で働く産業医と同じなのでしょうか。もちろん、私たちは産業医として鉄道員の一般的な健康管理も行っていますが、同時に鉄道の安全の確保を重要な使命としています。私たちが「鉄道医」と呼ばれている所以です。

私が勤務していた東日本旅客鉄道株式会社は公的輸送機関の一翼を担っています。陸、海、空にかかわらず、公的輸送機関の第一の使命は、乗客の皆様や物資を安全・的確に目的地にお届けすることにつきます。

一　鉄道の安全装置

ごく初期の鉄道はスピードを出すことが第一義的なこととされ、危険時に列車を止めるブレーキシステムは、後回しにされていたそうですが、現在、機械的に安全性を確保する方法は大変進歩しました。主立ったものを挙げてみましょう。

ＥＢ（Emergency Brake）……運転士が居眠りなどで、一定時間何の操作も行わなかったときに警報を発した上、それに応じた動作を運転士が行わないと列車を自動停止させる。

ＡＴＣ（Automatic Train Control）……列車速度を自動的に制限速度以内に制御する装置。

ＡＴＳ-Ｓ（Automatic Train Stop-Signal）……前方の信号が停止（赤）の場合にベルを鳴らして警告し、５秒以内に運転士が確認ボタンを押さないと非常ブレーキが作動する。

ＡＴＳ-Ｐ（Automatic Train Stop-Pattern）……停止信号までの距離情報と、あらかじめセットされている車両固有の停止パターンとを演算し、列車速度が停止パターンを越えた場合にブレーキをかける。

Ｄ-ＡＴＣ（Digital Automatic Train Control）……ＡＴＣのデジタル信号をもとにして、あらかじめ作成してある停止パターンのうち、最適なものを車上で検索し適用する。信号が連続で受信できる点がＡＴＳ-Ｐと異なる。

緻密なダイヤで走っている新幹線なども、様々な安全装置が用いられていて、運転士に重大な出来事が起きても安全を確保できる仕組みになっています。

その極め付きは「ゆりかもめ」や神戸の「ポートライナー」などで、これらには運転士そのものが乗っていません。フランス・リヨンの地下鉄も無人運転だったと思いますし、このたび日本の技術で建設されたドバイの地下鉄も無人運転だそうです。

それでは、もう運転士は必要がないのでしょうか。ごく限られた比較的短距離を走る路線では無人化も可能でしょうが、稠密《ちゅうみつ》ダイヤで複雑な経路を走る路線では、当然運転士は必要です。また、安全装置が万が一故障した場合、あるいは、やむを得ない事故に遭遇してしまった場合は、状況に応じて迅速・適切に判断する人の能力が不可欠になります。

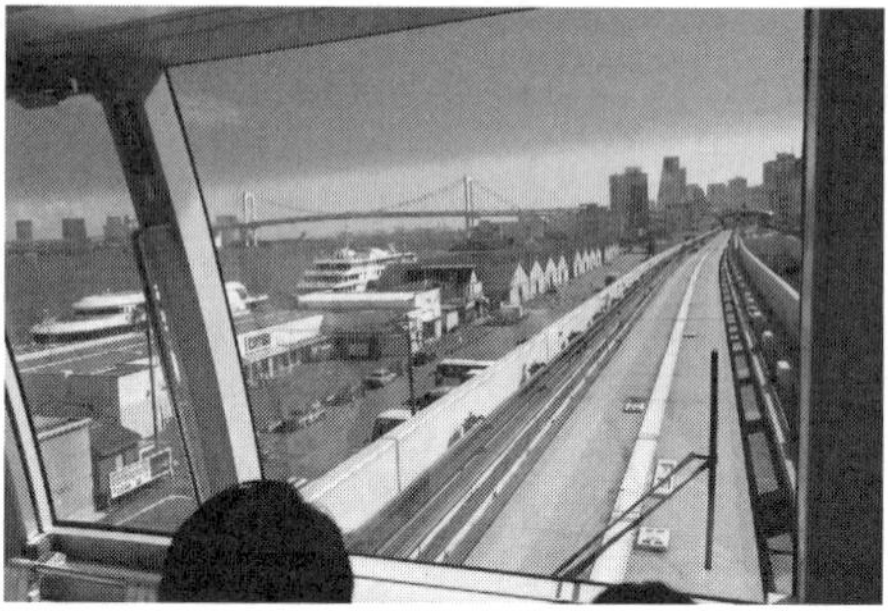

ゆりかもめの運転台。通常は無人運転なのでカバーが掛けられていて、乗客も運転席に乗ることができる。必要に応じてカバーを開け、手動運転に切り換えられる

二　運転士に求められる資質

障害者の積極的な社会参加を促すため、平成11年（1999）8月、政府の障害者施策推進本部により「障害者に係る欠格条項の見直しについて」が決められ、国土交通省も省令が障害者の社会活動への参加を阻む要因とならないように、平成13年（2001）に省令の一部を実質的な身体機能、運動機能に着目して改正したのですが、それに引き続いて、その運用を明確化するための委員会が結成され、平成15年（2003）3月に、「動力車操縦者の身体的要件に係る委員会」報告書が出されています。

それによりますと、動力車操縦者に求められる資質として次のような条件が挙げられています。

①長時間単独で乗務できる体力と精神力を持っていること……ハンドルを持っている間は居眠り等することなく、常に周囲の状況を判断しながら運転できる等の能力

②高い運転操縦技術を有すること……運転線区の地形、線路の形状等を把握し、列車を円滑に加減速させ、更に列車を定刻に到着させる能力

③運転中の異常に対する優れた感知能力を有すること……運転中に異音、異臭、異常動揺などを察知し、空気の漏れ、レールの異常、ブレーキの異常、電気回路の異常等を見つける能力

④故障または運転事故発生時には冷静な判断力と機敏な処理能力を有すること……事故時等緊急時の行動を熟知し、乗客の避難誘導等正しい行動を迅速にとれ、事故の拡大を防止できる能力

そして、平成21年（２００９）３月に、運転士の資質向上検討委員会が出した報告書には、次の５項目が資質として挙げられています。

①運転士としての使命および職責の自覚

②長時間の緊張感に耐えうる体力および精神力

③確実な運転操縦技術、運転中の異常に対する的確な感知能力

④環境の変化や異常時に対応できる冷静かつ的確な判断力、機敏な処理能力
⑤他の係員との連携、協調性

しかしながら、これらの資質の全てを兼ね備えていることは、現実社会では難しいことかもしれません。

動力車

動力車操縦者運転免許に関する省令（昭和31年7月20日運輸省令第43号）の第2条に、動力車の定義が示され、それによると次のようになる。

「この省令において、動力車とは、鉄道及び軌道における蒸気機関車、電気車（電気機関車、電車、蓄電池機関車及び蓄電池電車をいう）及び内燃車（内燃機関車及び内燃動車をいう）並びに無軌条電車をいう」

この中で、無軌条電車とは、いわゆるトロリーバスのことで、以前は無軌道電車と呼ばれていたが、「無軌道」の意には、「常軌を逸脱した、でたらめ」といったことが含まれるため、改められた。現在、我が国では立山黒部アルペンルートで使われている関西電力300形と立山黒部貫光8000形がある。

それぞれに応じた運転免許が区別され、現在12種類が数えられる。また、各会社に所属する専用敷地内に敷設された軌道上を運行する免許（甲種）と、路面電車のように一般道路上に敷設された軌道上を運行する免許（乙種）の区別もなされている。

> ＪＲ各社および大手私鉄はそれぞれに国土交通大臣の指定を受けた動力車操縦者養成所を持ち、法令に則った資格審査の合格者に種々研修・実地訓練を施し、試験を行った後に合格者に免許の交付がなされている。

三　ヒューマン・リスク・ファクター（Human Risk Factor）

前に触れましたように、機械的な安全装置は飛躍的に進歩しました。しかし、どんなに安全装置が進歩してもヒューマン・リスク・ファクターは避けられない要素でもあります。また、平成15年（２００３）の報告書にも触れられているのですが、運転士の作業には次のような特徴があります。

①単独作業であること……作業中は全ての発生する事象に対し一人で判断し処理しなければならない。必要に応じて、指令または車掌と連携して処理する事象もある。

②勤務が不規則であること……一般的な日勤勤務は少なく、泊まり勤務、早朝出勤、長時間勤務などの組み合わせで1日平均の勤務時間を調整している。そのため、出退時間は不規則なものとなり、睡眠時間、食事の時間も不規則で自己の健康管理に充分注意しなければならない。

③作業環境は良好でない……運転中は、車両の運転室において作業を行っているが、事故時、故障処置時は屋外の作業となり、季節・天候の如何にかかわらず現場に向かい、緊急的な措置を行うことが求められる。

このような作業環境の中で、一番問題になることは、様々な機械的安全装置の警告を無視、あるいは人為的に装置を外してしまう等の行為かもしれません。

孤独な作業であっても、唯我独尊ではなく、車掌との連携、駅員との連携なども必要になることは当然です。

四　運転士免許

運転士に関しては、もちろん運転技術の技能試験や筆記試験の他に、我が国では、昭和31年（1956）7月に出された運輸省令第43号「動力車操縦者運転免許に関する省令」の第8条で厳格な適性検査および身体検査を行い、その基準に合格した者でなければ運転免許を与えてはならないこととされています。

ちなみに、運転免許の種類は、①甲種蒸気機関車運転免許、②甲種電気車運転免許、③甲種内燃車運転免許、④新幹線電気車運転免許、等々12種類あります。

大手の鉄道会社は、それぞれに研修施設を持ち、運転士を養成しています。
運転従事員を希望する者は、その適性があることを試され、それに合格しなければなりません。
鉄道会社に所属する産業医の重要な仕事の一つに、運輸省令に定められた身体的適性試験（医学適性検査）の実施があります。

五　鉄道医たちの責任と連携

鉄道会社にとって最重要なことは、乗客の皆様に安心してお乗りいただくための安全運行を担保することですから、鉄道会社に所属する産業医（鉄道医）は通常の産業医活動とはいささか異なる面を持っています。

つまり、一般的に産業医は、作業によって引き起こされる職業病を防ぐ施策を講じるとともに、日常的に社員の健康に留意し、疾病の早期発見に努め、たとえ健康を害した社員であっても出来るだけ早期に職場復帰出来ることを目指すのですが、鉄道医においては、その健康障害によっては元の職場に復帰することを拒まなければならないことが起きてきます。つまり、「排除の論理」が存在するのです。

また、運転従事員に対する医学適性の適格条件は医学の進歩によっても変わってきます。

現在の法的に求められている、運転従事者の医学適性は表2のようになります。この表の中でも、たとえば、聴力の項目に見られる「5メートル以上の距離でのささやき声を聴取できる」との表現は、曖昧で問題がありますし、色覚異常が本当に不適格なのかどうかも議論のあるところでしょう。

運輸省令に掲げた表は、JR東日本健康推進センター・笠原部長の探し出した資料（「交通医学」60:75-83.2006）によりますと、大正3年（1914）の「鉄道省職員身体検査規定」に掲げられた基準と同一なのだそうです。当時、基準を定めるにはそれなりの根拠があったようですが、なにしろ100年も前の基準なのですから現代に当てはまるわけがありません。

現在、JR各社に所属する鉄道医たちを中心に専門家たちが集まって、現在の医学の進歩と安全工学的進歩を加味した医学適性基準をお互いに議論しながら、法律の枠内で柔軟に解釈する道を探しているところでもあります。

つまり、鉄道医は、一般の産業医と異なり、医学適性基準の結果では、乗客の安全を担保するためとはいえ、社員の運転免許の取り消しを告げねばならない責任もあることになります。

それは、乗客の安全を担保するためヒューマン・リスク・ファクターを排除することなのですが、この「排除の論理」は一般的な医学の論理とはなじまない側面もあり、ときには苦しい決断

表2　医学適性基準（運輸省令）

項　目	基　準
視機能	1.各眼の視力が裸眼で1.0以上また矯正眼鏡（近視にあっては8.0ディオプトリー以下の屈折度のもの、遠視にあっては3.0ディオプトリー以下の屈折度のものに限る）により1.0以上に矯正できること
	2.正常な両眼視野機能を有すること
	3.正常な視野を有すること
	4.色覚が正常であること
聴　力	各耳とも5メートル以上の距離でささやく言葉を明らかに聴取できること
疾病および身体機能の障害の有無	心臓疾患、神経及び精神の疾患、眼疾患、運動機能の障害、言語機能の障害その他の動力車の操縦に支障を及ぼすと認められる疾病または身体機能の障害がないこと
中　毒	アルコール中毒、麻薬中毒その他動力車の操縦に支障を及ぼす中毒の症状がないこと

が迫られることもあります。

また、少子高齢化の進む日本では、女性の社会進出は歓迎すべきことで、鉄道会社においても同様です。

近年、車掌ばかりでなく運転士にも女性が多く進出していることに皆さんも気づかれていると思いますが、この傾向はますます増えていくことでしょう。運転士としての適性上男女に差がないのは、また当然なのですから、あるべき姿になりつつあるのだと思います。その中で、鉄道員としての女性の健康管理ということについても、今後意見交換が必要になるかもしれません。

ところで、世間一般の最近の風潮として、採用時に自分の職業に関しての「使命と職責」を自覚することを求めることは、難しくなってきたのが実際ではないかとも思いますし、また、「他の係員との連携・協調性」を求めることは当然とはいえ、その資質があるかどうかを判断するのは、きわめて難しいと言わざるを得ません。現在、作業素質検査（クレペリン検査）が精神機能検査として行われていますが、これにも、もちろん限界があります。むしろ、そういった事柄は、日常の職務に対する姿勢、態度などから判断されていくのだと思います。

鉄道と女性社員

長らく、鉄道は男社会だったが、例外的に女性優位の職場があった。それは付属病院を代表とする医療機関で、看護師・助産師・保健師などの数は、男性職員を圧倒する職場であった。しかし、他部署は事情が違って、JR東日本の場合、昭和62年（1987）の会社発足当時の女性社員は全体の0・8％に過ぎなかったのである。

鉄道に限らず、かつては性別によって就ける職業が自ずから決まっているような傾向にあったが、昭和60年（1985）の男女雇用機会均等法の施行などもあって、その垣根は徐々に改善されてきた。最近ではJR東日本社員約6万人のおよそ6％、3600人（うち医療社員600人）が女性社員である。女性の運転士への道も平成11年（1999）の労働基準法の改正以来、女性の夜勤も解禁になったことを契機として道が開かれ、最近では山手線の車掌の30％は女性社員となった。現在は、新幹線でも女性運転士が活躍している。

しかし、ここに至るまでには様々な苦労があった。たとえば、鉄道現場では、泊まりがある不規則勤務が主体のため、宿泊所の整備、男女別トイレの導入、管理者の意識改革、セクシャルハラスメントの問題、保育環境の整備、などである。ＪＲ東日本では、女性社員の採用枠拡大を含めて、それらの問題解消を目指したＦ（female, family）プログラムを平成16年（２００４）４月からスタートさせている。

六　鉄道自殺

鉄道は、悲しいことなのですが、自殺の道具としても用いられます。この事実は、日本だけのことではなく北欧などでも大きな問題のようです。

その場合、駅構内では駅員が、駅構外では車掌がその処理に当たることが一般的ですが、そういう現場に遭遇する彼らがどんなに動揺し、心を痛めるかは容易に想像できることでしょう。

また、運転士の場合、警察の事情聴取では、加害者として扱われます。しかし、鉄道は鉄のレールの上を鉄の車輪が回っているのですから、運転士が気づいたときに急ブレーキをかけたとしても間に合うはずがありませんし、自動車などと違って、ハンドル操作で衝突をかわすことは出来ないのです。

運転士はむしろ被害者なのだと、私は思うのですが、彼らはその出来事そのもので傷つくことはもちろん、そのことにまつわる様々なことでも傷つき、場合によると、（心的）外傷後ストレス障害（ＰＴＳＤ）に苦しむこともあります。これらの鉄道員を支えることも、私たち鉄道医の仕事です。

自殺

集団自殺をする動物として有名なのはLemming（タビネズミ）である。レミングは数年に一度大繁殖をし、集団で走り始め海に身を投げて死ぬという。これは、ディズニー映画「白い荒野」の中で、断崖から次々に身を躍らせて海中に飛び込む姿が映し出されて有名になった。しかし、これも実際の場面ではないと異議申し立てがなされていて、レミングは泳ぎの上手い動物で、新しい餌場を求めての行動だろうと言われている。

おそらく、自分自身が生命を絶つことが出来る哺乳動物は、人間だけなのだろう。

日本では、平成９〜10年（１９９７〜９８）に年間自殺者数が３万人を超えて以来減ることがない。この数は、交通事故による死者の約７倍に上る。15歳から39歳では、自殺が死亡原因の第１位であり、自殺者数は55歳から64歳の年齢層で最多である。日本より自殺の多い国では、ベラルーシ、リトアニア、ロシア、カザフスタン、ハンガリーがある。

自殺の手段も国によって異なり、日本では縊死が多いが、米国では10代後半から20代前半の若者で銃器による自殺が多い。

自殺は、当事者はもちろん、残された遺族や周囲の人たちにも大きなトラウマを残すので、遺族・関係者に対する支え（ポストベンション）も重要である。

七　衛生試験

昭和62年（1987）にまとめられた国鉄中央保健管理所所報第20集によりますと、鉄道の創生期には、産業医学的側面からの業務に先んじて、乗客の衛生面に関心が注がれていたようです。

鉄道職員を対象とした職域病院は、明治44年（1911）に東京市麹町区（現、東京都千代田区）に、現在のJR東京総合病院の前身である常盤《ときわ》病院がつくられたのが最初です。同年5月の常盤病院開院式の式辞で、時の後藤新平鉄道院総裁は、「元来鉄道それ自身は死物なるも、これを動かすは生ける人の業なれば、その人の健康十分ならざるときは、終始勇壮に立ち働くこと難し、健全なる精神は健全なる身体に宿るという諺は千古の至言なり、常に従業員の健康のみならず、その家族の健康の上にも均しく注意を要するは勿論なり……」と述べられたそうです。

その後、大正3年（1914）鉄道省の所管となって東京鉄道病院と改称されました。そして昭和33年（1958）中央鉄道病院、昭和62年（1987）に現在のJR東京総合病院に至ったわけです。

大正7年（1918）、当時の東京鉄道病院の薬剤局の業務として、①調剤・製薬、②薬品検査に加えて③衛生試験、の3部門が設けられました。この衛生試験業務の中には、旅客用飲食物の安全試験が含まれていました。

その後、職員が日夜の輸送業務に耐える体力増強をはかることと、作業環境上の障害原因の除去を未然に行うことが必要だとされたのですが、それと同時に駅構内や、列車内では多くの乗客が移動することになり、直接・間接に疾病が伝播する危険性が高いことを恐れて、職員並びに乗客の保健衛生をはかることが必要とされました。

衛生試験室は、地方の鉄道局にも設置されはじめ、昭和20年（1945）には、ほぼ全国の鉄道局に衛生試験所あるいは衛生試験室が設置されました。

そこでの業務内容は、①一般鉄道衛生上調査を要する事項の研究、②列車内および停車場、職場の衛生上の調査、③飲料水および食品の適否試験、④その他鉄道衛生に関する理化学的、細菌学的検査とされていました。

鉄道事業に関連する保健衛生上の問題は、国内の公衆衛生分野の中で、他を制していち早く取り上げられ、鉄道衛生とも言われていたのですが、その主役は薬剤師たちだったのです。

彼らは戦後の混乱期にも防疫および病害虫の駆除に大奮闘し、大きな成果を上げました。記録によれば、昭和22年（1947）5月から12月までの8カ月間の実績は施行箇所427カ所、使用したＤＤＴは粉剤１６２・７キロ、油剤８５３・３リットルということです。

衛生試験室では現在も、職場の作業環境測定をはじめ、「駅ナカ」のレストラン等飲食店舗の衛生検査など、広く保健衛生の向上のための業務に取り組んでいます。

次項からは、結核との戦いなど鉄道医の歴史に触れながら、ＰＴＳＤ対策や、近年問題となった「睡眠時無呼吸症候群」なども含めて、医学適性検査について鉄道医がどう取り組んでいるかについて触れることとしたいと思います。また、これからの鉄道医のあり方などについても触れてみたいと思います。

DDT (Dichloro-diphenyl-trichloroethane)

１８７４年にドイツの科学者が初めて合成したが、１９３９年パウル・ヘルマン・ミューラーによって強い殺虫効果のあることを見いだされた。彼はその功績によって、１９４８年ノーベル生理学・医学賞を受賞した。

第二次世界大戦直後、我が国でも進駐軍の持ち込んだＤＤＴが衣ジラミ、頭ジラミなどの駆除に用いられ、当時は大きな注射器のような道具で袖口やベルトの隙間などを通して散布され、頭にも真っ白くなるまで散布された。確かに、シラミの駆除には効果があり、それが媒介する発疹チフスも予防できたのは事実であろう。

しかし、1962年、レイチェル・カーソンが著書「沈黙の春」でDDTの危険性を訴えて世界的に大きな問題となった。それによると「粉末状のDDTは、皮膚から体内に入りにくいが、油に溶かしたDDTは消化管を通して体内に入り、脂肪の多い器官、たとえば副腎、精巣、甲状腺、腸間膜脂肪などに蓄積される。また、母乳を介して子孫へと及んでいく」。それに加えて、強い発がん性のあることも判明して、我が国でも昭和46年（1971）に全面的使用禁止になった。

しかし、一方でマラリア蔓延国ではDDTの危険性よりも、マラリアの蔓延の危険性が高いとされ、2006年WHOで屋内残留噴霧を奨励する方針が出されている。

Ⅲ　国民病「結核」との戦い

一　結核と鉄道員

戦前から戦後を通して結核は国民病として恐れられていました。当時の統計では、国鉄職員の結核罹患者は昭和12年（1937）1・8パーセント、14年2・6パーセント、17年4・3パーセントという高さでした。

折しも戦争の気配が濃厚で、勇猛な兵士を得ようとする目的もあったのでしょう、昭和15年（1940）4月に国民体力法が施行されました。それによると、17歳から（16年には15歳から）

20歳までの人たちは被管理者とされ、学校・職場で体力測定を受けさせられました。

この法律の目的は、「国防国家建設のための重要な法律」という認識があったことは間違いないのですが、昭和17年（1942）に結核対策要綱が閣議決定されたことにもあるように、「結核撲滅は国家喫緊の要務」との認識があったことも、また事実なのです。

体力検査の項目は、「身長・体重・胸囲・視力・色神・聴力・精神機能および運動機能（荷重検査）・疾病異常検診（ツベルクリン検査＝結核）・トラホーム・寄生虫病・脚気・栄養障害・歯疾」と今の健康診断と似ていますが、運動機能検査では、25キロの俵を担いで運ぶことなども行われていたそうです。

国鉄では、それに先駆けて昭和14年（1939）に東京鉄道局保健課内に体力管理室が設置されました。それが国鉄中央保健管理所、現在のJR東日本健康推進センターの始まりです。

結核検診時、多くの人の胸部写真撮影時に、病院などでの撮影のような、そのつど一枚ずつのカセットに入れられたフィルムで、蛍光板に映されたX線像をそのまま実物大に写し出す「直接撮影」では、時間や手間が大変です。集団検診では、蛍光板に映し出された像を離れた位置からカメラでロールフィルムに写し出す「間接撮影」が威力を発揮します。

間接撮影が出来るようになったおかげで、同時にたくさんの人たちの胸部写真を撮影できるようになったのですが、日本放射線技術学会誌56巻11号に掲載された牧野純夫の論文によれば、昭和11年（1936）4月に、当時、東北帝国大学助教授だった古賀良彦の学会発表の中で、日本において最初に間接撮影法という言葉が使われたのだそうです。

間接撮影が広く実用化され始めたのは昭和15年（1940）頃からなのですが、国鉄では、昭和16年（1941）に東京地区全職員の組織的結核集団検診が行われ、いわゆる健康な全職員2万1856名を検査し、無自覚の結核患者2・5パーセントを早期に発見することに成功しました。そして、この無自覚の結核の発見率は死亡率の高い青年期だけではなく、高年期にもそれに近い山のあることがわかったのです。

しかしながら、当時結核は不治の病と恐れられていました。結核を発病した人たちの多くは、色白でやせていて、咳、痰、発熱などの症状があると思われていました。そういった症状もなく、現在働いている人たちを捕まえて結核の早期検診をすすめても、当時は怒りを誘うだけだったのです。まして、「初期の結核」などと烙印を押すことは、とうてい受け入れてもらえるはずもないといった状態でした。

実際、当時の医師連中からも「中央保健管理所での結核という診断は誤診である」と言われることさえあったそうです。

しかしながら、結核の脅威は大きく、昭和26年（１９５１）４月に結核予防法が施行されました。それを受けて、国鉄でも結核対策が立てられたのですが、「日本国有鉄道百年史」の記載を少し長くなりますが、拾ってみますと、「昭和27年当時の職員の結核による長期欠勤者は１万２５８３人に達し、長期欠勤者の首位を占め、結核による死亡者も年間３１０人を数えるに至り、国鉄の業務遂行に大きな支障となっていた。そこで、結核の半減を目標に昭和27年５月結核撲滅５カ年計画を立て、これらの撲滅を強力に推進したのである」と書かれています。

同時に、同年１月１日から「３年間の休職期間」が設けられ、給与上の心配もなく療養に専念できるようになりました。

また、職員が結核による休職および復職等の対象となった場合は、部内医師２人および部外医師一人の合議判定の上、休復職の発令が行われることになりました。

二　結核の治療

昭和23年（１９４８）当時、鉄道病院は全国各所に置かれ、総合病院である第一種病院は10カ所、それより規模の小さい第二種病院は22カ所、結核を主として対象疾患とする第三種病院は５カ所が設置されており、ほかに鉄道診療所１５１カ所、鉄道療養所８カ所が置かれていました。

これらの施設も戦時下で焼失したものも多く、戦後建て直さなければならなかったのですが、そこでは結核病棟がなお大きな役割を果たしていました。

建て替えの例を挙げますと、

①広島鉄道病院（昭和36年11月結核病棟、昭和38年本館および診療棟）……普通病床205床、結核病床150床

②名古屋鉄道病院（昭和27年管理棟・診療棟、昭和30年結核病棟）……普通病床133床、結核病床109床

③仙台鉄道病院（昭和26年普通病棟、昭和31年結核病棟）……普通病床153床、結核病床32床

④四国鉄道病院（昭和29年普通病棟）……普通病床106床、旧病院を流用、結核病床82床

⑤札幌鉄道病院（昭和32年本館、昭和35年結核病棟）……普通病床182床、結核病床223床

⑥門司鉄道病院（昭和30年）……普通病床101床、結核病床57床

などとなっていました。

また、X線自動車を導入したり、北海道や盛岡・新潟などには客車を改造した保健車が昭和44年（1969）に6両、46年に2両配置され、結核検診が遠い地方にも行き渡るようになりました（写真1～4）。

結核に対する治療は、昭和19年（1944）に米国ラトガー大学の生物学者セルマン・ワックスマンがストレプトマイシンを発見するまでは、充分な日光に当たり、良い空気を吸って栄養をつけ、休養すること以外ありませんでした。ですから、今でいうリゾート地に結核療養所（サナトリウム）があったのです。

ストレプトマイシンの発見者、ワックスマンといえば、私が高校時代に使った英語の教科書の中に、彼がストレプトマイシンを発見した経緯の文章があり、それにはこんなことが書かれていたことを記憶しています。

今と違って、昔は亡くなった人たちはもっぱら土葬でした。彼は、「様々な病気で亡くなった人たちを葬る土の中には、なぜ病気の原因となる細菌が見つからないのだろうか。それは恐らく、その土壌の中にそういった菌を殺す何かがあるからではないか」と考えたのです。

それで、墓地の土の中にいる細菌を次から次へと調べて、ついに殺菌物質を作り出すストレプトミセス・グリセウスという放線菌を見つけ出したのでした。ストレプトマイシンという名前はそこからつけられたわけです。

その文章の中には、「1928年にフレミングがペニシリンを発見したのは、偶然の産物だが、彼がストレプトマイシンを発見したのは、意図的に探し出したのだ」と書いてありました。

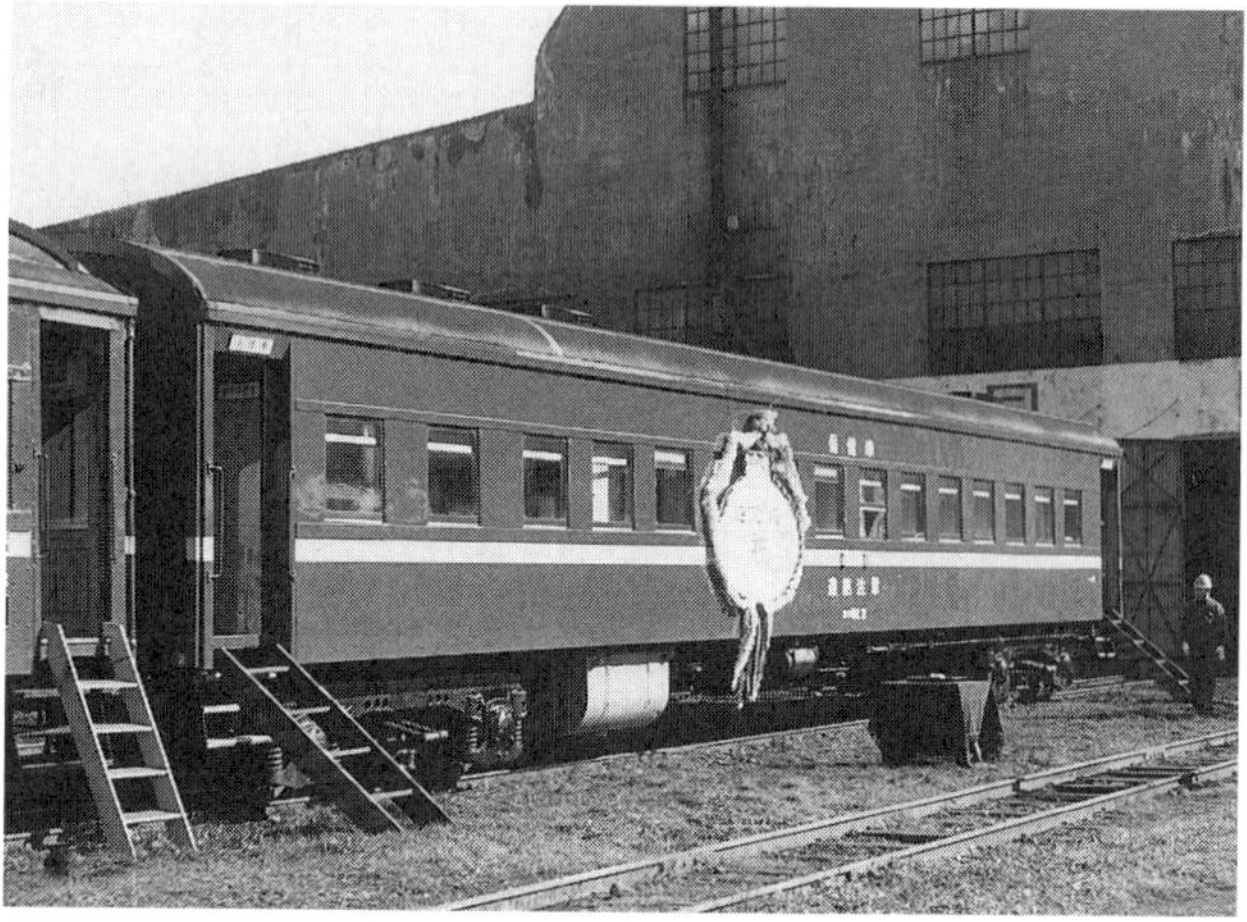

写真１

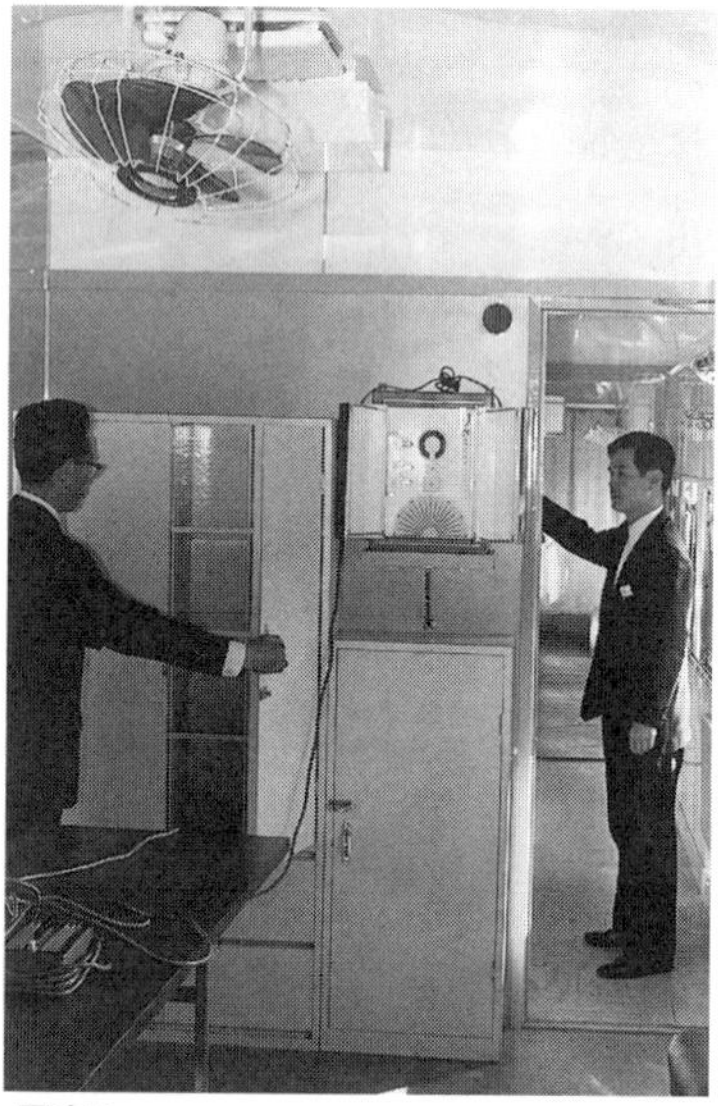

写真２

写真１：１等車（グリーン車）だったスロ52形を種車にして昭和45年（1970）に旭川工場で改造された保健車のスヤ52形

写真２：スヤ52形の車内

写真３：同じくスロ52形を種車にして昭和45年（1970）に盛岡工場で改造されたスヤ52形の車内。心電図室の表記が見られる

写真４：マヤ29形は昭和26年（1951）に3軸台車の食堂車スシ37形から改造された保健車で、新潟地区で使用されていた。写真は信越本線柏崎駅構内で健診を待つ職員と思われる

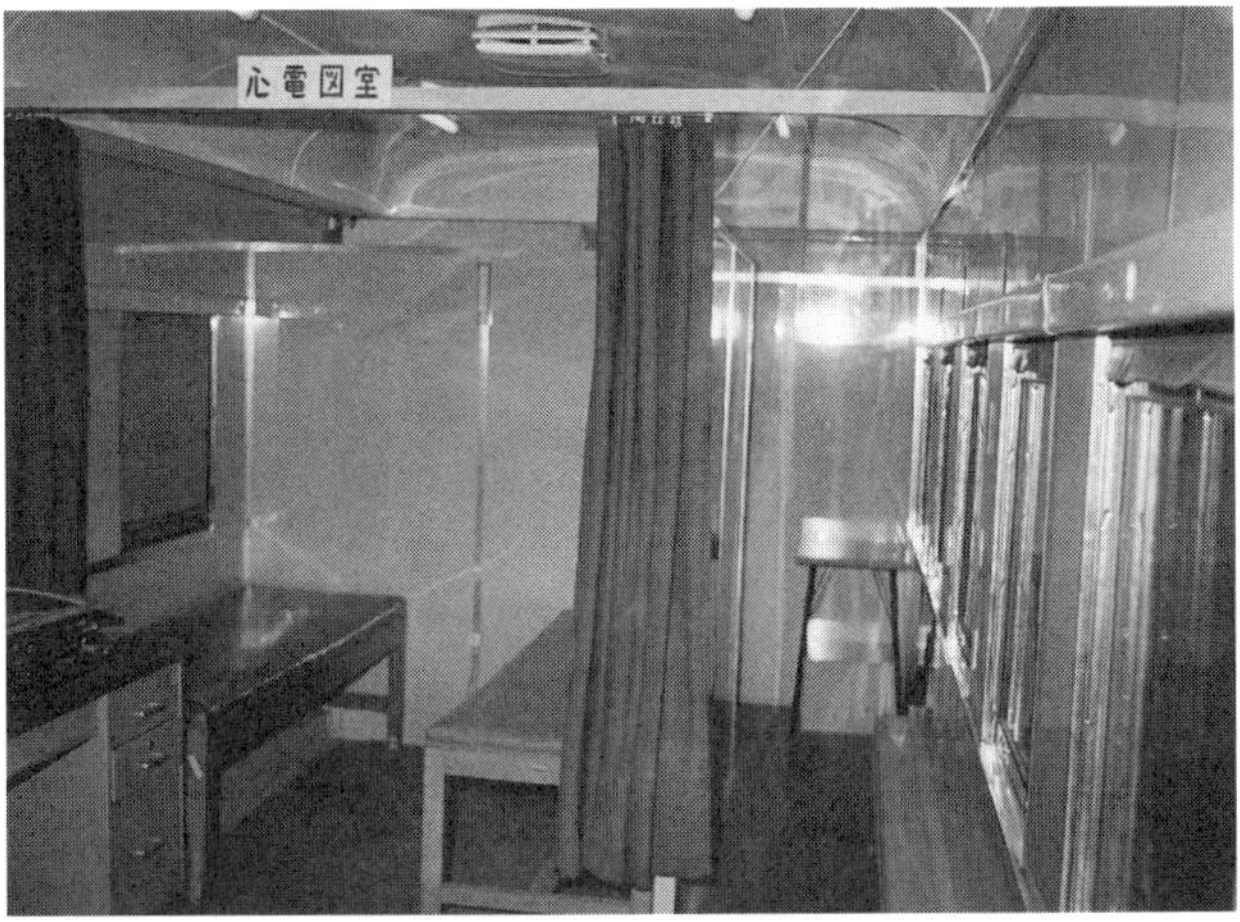

写真3

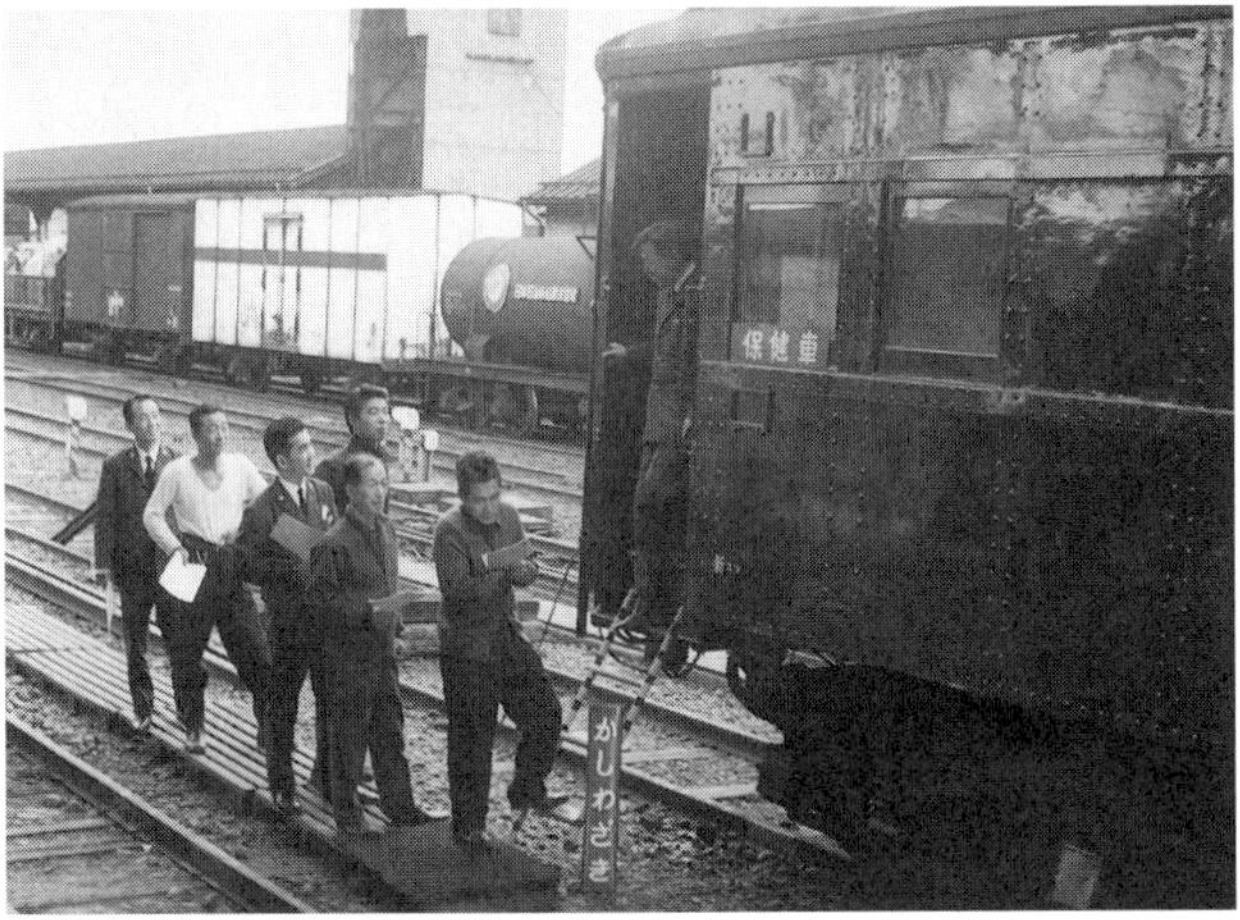

写真4

ちなみに、広く使われている抗生物質（antibiotics）という語は彼によって作られました。その意味は、「微生物によって作られ、微生物の発育を阻害する物質」の意味です。

日本語での、抗生物質は「抗・生物質」とも読め、抗生物質の濫用は、生物の一員である人にも危害を加えることがあるのは当然です。ですから副作用にも注意せねばなりません。

ストレプトマイシンは、良い薬なのですが、結核菌が耐性を獲得して効かなくなってしまうことや、聴神経を障害して難聴を起こしてしまうことが知られています。

ガフキー

結核菌は、1882年ドイツ人コッホによって発見されたが、共同研究者のガフキーは、患者の喀痰中に存在する菌量を10段階で表す方法を考え出した。それは喀痰《かくたん》をガラス板に薄く塗り延ばして、菌を染めてその数を数える方法で、全視野に1～4個をガフキー1、一視野平均で無数の場合をガフキー10としたのである。

これは、感染の危険性を知るために使われていて、

（ガフキーの号数）×（咳のある期間）＝感染危険度指数

とし、10以上を最重要とされる。たとえば、咳の続いた期間が3カ月で、ガフキー5の場合は、5×3＝15となる。

しかしながら、ガフキー号数は本家のドイツでも用いられておらず、新しい検査法では、喀痰全体に含

まれる菌体を遠心分離器で集めて蛍光法により調べる方法に改められた。

この方法では、－、±（ガフキー1号に相当）、1＋（同2）、2＋（同5）、3＋（同9）と表記される。

喀痰中に結核菌が排泄される場合を開放結核といい、母親がそうである場合は、授乳中に新生児に感染させる危険が高いので、授乳は禁止される。

三　結核で若くして命を失った人々

現在では、ストレプトマイシンの他にも、より有効な薬剤が作られ、結核は不治の病ではなくなりました。しかし、少し前までは死に至る病だったのです。

結核で早世した有名人を思い出すままに数え出してみますと、文学からは、正岡子規、石川啄木、堀辰雄、長塚節、梶井基次郎、樋口一葉、国木田独歩、宮沢賢治、中原中也、立原道造、八木重吉などがいますし、絵画・彫刻では、佐伯祐三、村山槐太、関根正二、青木繁、三岸好太郎、荻原守衛、モジリアニ、音楽家では、滝廉太郎、ショパンなどたくさんの人がいます。また、高杉晋作、沖田総司などもそうでした。皇室においても例外ではなく、昭和天皇の弟君である秩父宮も肺結核のため50歳で亡くなられています。また、外国では、フランスのルイ十三世も結核のために亡くなったことが知られています。

結核を昔は労咳と言いましたが、文学作品の中にも取り上げられ、徳富蘆花の「不如帰」（明治31年＝１８９８）は有名で、主人公の浪子は流行歌に歌われたりもしたものです。

今、名前を挙げた人たちは、短い命でしたが、その短い命にもかかわらず後世に残る珠玉の作品を生んでいますので、結核に侵されることが、そういった才能を導き出すように錯覚を起こし、結核を美化することもありました。

しかし、そんな生やさしいものではありませんでした。つい最近までは、結核というと死の宣告を受けたように感じたものですし、結核であることを広言することがはばかられることもありました。

第二次世界大戦前くらいの看護学校の卒業生名簿では、入学した人数に比べ卒業した人数はかなり少なく、彼女らの多くは結核に侵されたのです。また、集団生活・重労働を強いられた紡糸・紡績工場に勤務した女工さんたちにも結核の集団感染があり、その惨状は「女工哀史」（細井和喜蔵著、大正14年＝１９２５）などにも書かれています。

四　結核対策への先人の努力

私たちの先人はそういった環境の中で、ＢＣＧの効果、ツベルクリン反応の意義などについて着々と実績をあげ、また、当時結核の外科的療法として行われていた、胸郭形成術（肋骨を切り取って、肺を縮小させることによって結核による空洞を押しつぶすことを目的とする）を国鉄職員に受けさせるために、当時の東京都下清瀬結核研究所の構内に鉄道員専用の病床60床を確保し、鉄道職員の患者で肺手術可能なものを優先的に手術できるようにしました。

当時（昭和24年＝1949）はまだ、戦争の傷跡が癒えていないときですから、その費用、100万円の予算執行に関していろいろ紆余曲折があったようですが、岡治道東大教授の尽力や、千葉保之、所沢政夫両医師のがんばりで実現しました。

また、結核から回復した職員の口を通して、それぞれの現場で同僚たちに早期発見の有効性を説いてもらったり、熱海、網代、塩原の旅館を買い上げて栄養、鍛錬などに当たる健民修練所を開設したりもしたのです。先人の努力は大きな成果を生み、それは国鉄方式とも言われました。

昭和16年（1941）12月8日に真珠湾攻撃が始まり大戦へと突入していく中、国鉄の体力管理室は昭和17年（1942）に原宿のスウェーデン公使館として使われていた北欧式の洋館に居を移し、本格的な結核管理が始まりました。しかし、それもつかの間、昭和19年（1944）秋頃からは東京大空襲が始まり中断せざるを得なくなってしまいました。

昭和20年（1945）8月15日に終戦を迎えたわけですが、その翌年の1月には体力管理室から、保健管理室と名称を改め業務を再開しました。その後、結核に対する薬剤は、種々開発され、昭和25年（１９５０）に死亡率が国民10万人当たり１６４・４と第１位だったのが、翌年には、脳血管疾患が第１位となり、結核による死亡は第2位（10万人当たり１１０・３）、昭和30年（１９５５）には、第5位（同52・3）に下がりました。

五　結核対策から職業病予防へ

国鉄職員の結核患者も当然減少し、結核対策からそれに代わって、脳血管障害、心疾患、がん対策、そして職業病予防に主たる業務は移っていったのです。

日本の法律の中で、特定の感染症の名前がついている予防法は、「らい（ハンセン病）予防法」と「結核予防法」の2つですが、らい予防法が平成8年（１９９６）3月27日に廃止になったように、結核予防法も平成19年（２００７）4月1日をもって廃止となりました。その結果、結核も感染症予防法の中で扱われることとなり、現在は第二類感染症に分類されています。

ところで、皆さんは、結核かどうかを判断するツベルクリン反応や予防接種であるＢＣＧのことはご存じでしょう。結核予防法の廃止と同時に、生後6カ月未満の乳児へはツ反をせずに直接ＢＣＧを行うことになり、小・中学生へのツ反陰性者へのＢＣＧ再接種もなくなりました。

六　古くて新しい病気「結核」

しかし、結核は決して過去の病気ではありません。現在、日本の結核罹患率は、人口10万人当たり19・4で、欧米先進諸国と比べると高く、「中蔓延国」とされています。他の国では、たとえば、カナダ4・6、米国4・7、オーストリア5・1、スウェーデン6・0、イタリア6・6などです。

平成20年（２００８）の統計では、新たに結核と診断された人の数は2万４７６０人、亡くなった人は２２１６人でした。つまり、１日に約68人の新しい結核患者が発生し、６人の人が命を落としていることになります。

結核は、感染者が咳をしたときに結核菌がばらまかれ、その菌を直接吸い込むことにより感染（空気感染、飛沫核感染）します。ただし、感染しても必ず発病するとは限りません。免疫力により、発病せずにすむことも多いのです。ただ、結核との自覚のないままに周囲の人に感染させてしまう危険性もあります。

最近ではお年寄りが知らずしらずに感染源になってしまうことも少なくありません。

結核は、肺の病気と思っておられる方も多いのではないかと思いますが、正岡子規がそうであったように、脊椎カリエスといって背骨を侵したり、腎結核、結核性腹膜炎、結核性髄膜炎など、全身臓器の全てが病巣になる可能性があります。結核菌が血液を介して全身にばらまかれる状態を粟粒《ぞくりゅう》結核と言いますが、免疫力の弱い乳幼児は感染するとそうなる危険があります。

それで、授乳中のお母さんが結核に感染していて、排菌（咳や痰の中に結核菌がいる）している人は、授乳中に赤ちゃんに結核をうつす危険性が高く、感染してしまった赤ちゃんは重症化する危険性が高いので、直接授乳をしてはいけないことになっています。

七　近年の結核対策

結核予防法が廃止されたのと同時に、定期的な胸部写真撮影の価値についても議論が起きました。つまり、その結果得ることよりも、被曝線《ひばく》（あびる放射線）の影響の方が問題ではないかとされたのです。

しかし、「労働者に対する胸部X線検査の対象のあり方に関する懇談会」では次のような報告書（平成21年＝2009＝11月）が出されています。

（1）次に該当する労働者については、胸部X線検査を省略すべきでない。
イ　40歳以上の者
ロ　40歳未満の者であっても、5歳ごとの節目の年齢にあたる20歳、25歳、30歳および35歳の者
ハ　40歳未満の者（20歳、25歳、30歳および35歳の者を除く）で、いずれかに該当する者
一　学校、医療機関、社会福祉施設等において業務に従事する者
　＊感染症法施行令第8条第1項第1号に掲げる者
二　一定の要件を満たす粉塵作業者
　＊じん肺法第8条第1項第1号又は第3号に掲げる者
三　呼吸器疾患等に係る自他各症状又はそれらの既往歴のある者
　＊右記については、定期健康診断の際に実施される項目である「既往歴及び業務歴の調査」や「自覚症状及び他覚症状の有無の検査」等により、医師が判断する必要がある。
（2）以下については、一般に結核の感染リスクが高いと考えられることから、医師が胸部X線検査の省略について判断する際、特に留意すべき事項と考える。
イ　結核の罹患の可能性が高いと考えられる事業場での業務等
ロ　結核罹患率が高い地域における事業場での業務

ハ　結核罹患率が高い海外地域における滞在歴
ニ　長時間労働による睡眠不足等
ホ　特定の疾患（糖尿病、慢性腎炎等）への罹患や治療（免疫抑制剤の使用）等により免疫力の低下が疑われる状況が把握された場合

Ⅱ　その他の健康診断
雇入時、特定業務従事者及び海外派遣労働者の健康診断における胸部X線検査は現行通り実施すべきである。

毎日、多くの乗客の皆様と接触する鉄道員は、自分たちが感染源にならないためにも、結核検診は受けねばならないのは当然です。

さて、結核の脅威は未だ存在するものの、決められた薬をきちんと6カ月服用すれば治癒します。ただ、症状がなくなったからといって、勝手に服薬を中断したりしますと、再発したり、薬の効かない耐性菌を作り出してしまう危険性もあり、現在では、対面服薬、ＤＯＴＳ（Direct Observed Treatment Short-course…ドッツ）といって、患者が服用するところを医療従事者が目の前で確認し、支援する直接監視下短期化学療法がＷＨＯ（世界保健機関）から推奨されています。

結核は過去のものと油断するのは、避けねばなりませんが、以前と違って治療のために有効な手段があることは間違いありませんし、診断の方法も変わりました。

現在、ＪＲ東日本健康推進センターでは、肺がんの早期発見にも有効なヘリカルＣＴが導入されていますし、集団健診にも間接撮影から直接撮影をデジタル化する撮影方法に変わっています。その結果、被曝線量も減らすことが出来ましたし、現像などの手間をかける必要もなく、撮影後直ちに、どこからでもモニターを介してその画像を見ることが出来るようになりました。

DOTS (Directly Observed Treatment, Short-course)

今では、結核も不治の病ではなくなったのだが、結核という病気自体がなくなったわけではない。平成20年の統計では、２万４７６０人の新しい結核患者が発生しており、その１・７パーセントの人たちが亡くなっている。

結核は、空中に浮遊した結核菌を吸い込むことによって感染するが、全ての人が発病するわけではなく、感染機会のあった約2割の人が発病する。一般的に、ＨＩＶ感染者、糖尿病、胃切除を受けた人、腎疾患など免疫力の低い人は発病の危険性が高い。なかでも路上生活者など栄養障害のある人なども感染・発病の危険性は高い。発病時の症状は、３週間以上続く咳、血痰、微熱、寝汗、やせなどであり、痰の中に結核菌を発見することが診断の決め手となる。

治療は、決められた薬を6～9カ月きちんと飲み続けることであるが、治療途中で症状が良くなったために服薬を中断してしまう例が少なくない。服薬中断は、完治できないだけではなく、薬の効かない結核菌（耐性菌）を作り出してしまう危険がある。それを防ぐためにWHOが結核対策戦略としてDOTS（直接監視下短期化学療法）を推奨した。要は、患者が決められた薬を決められたとおりに服用することを、監視者がその場で確認する方法をいう。

Ⅳ　鉄道医の日常

今まで述べてきましたように、私たちは、鉄道会社に所属する医師として、乗客の安全を担保する責任を担い、ヒューマン・リスク・ファクターを可能な限り小さくするべく努力・研鑽することを目的とした医師、つまり鉄道医としての地位を確立したいと考えていたわけですが、この名称は、私たち仲間内では、かなり市民権を得てきました。

しかし、もちろん一般産業医と同じように従業員の健康を守る責任もあるのは当然ですから、全社員を対象とした定期健康診断も行っています。

それでは、鉄道医としての日常業務についてふれてみたいと思います。

一　運転士の医学適性検査

ＪＲの運転士は、採用されてから一定の課程を踏んで、駅員、車掌になり、運転士の専門教育を受けた上で、国家試験を受け、それに合格して初めて免許が交付されます。その上で、運転士としての登用資格基準を満足することが確認されて初めて運転士としての職に就けることになります。

(1)　鉄道医と医学適性検査

鉄道医の重要な職務の一つに、運転従事員の医学適性検査があることは前に触れました。医学適性検査とは、昭和31年（１９５６）、旧運輸省鉄道局から出された「動力車操縦者運転免許に関する省令」の第８条の２（身体検査）に基づきます。

身体検査は、医学的な身体要項としての適性検査（医学適性検査）を意味し、年１回の検査が義務づけられています。

前にも触れましたように、付表として表２（31ページ）のような基準が示されています。この中に「各耳とも５メートル以上の距離でささやく言葉を明らかに聴取できること」という項目がありますが、聴力検査に関していえば、現在はどこでも、オーディオメーターで機械的に測定しています。

この古色蒼然とした文言は、前にも指摘しましたように、大正3年（1914）に出された「鉄道省職員身体検査規定」をそのまま用いているようなのです。この規定では、現在と同じように、運転士だけではなく車掌、駅員についても身体適性検査基準がそれぞれ作られています。

JR各社では、新規採用した職員は一般駅業務や車掌職を経た上で運転士を養成しているのが通例で、その登用にあたっては、その業務ごとの適性基準を満たすことが求められることになります。

（2）時代の変遷と医学適性基準

検査項目は時代の変遷とともに付加されてきました。たとえば、前述した「日本国有鉄道百年史」の記載によると「昭和30年頃から、循環器疾患に目が向けられるようになった。旅客の生命をあずかる国鉄においても脳心発作（高血圧症、心筋梗塞等）が直接影響する運転事故を防止するため、昭和32年11月19日達第640号で日本国有鉄道健康管理規程の一部を改正して、結核管理の方式にのっとり、集団検診が最もやりやすく、しかも脳心事故につながりが深いと思われる血圧検診を運転関係従事員に実施した」のです。

そして、昭和39年（1964）10月1日の東海道新幹線開業に先だって、昭和36年（1961）

頃から新幹線運転志望者に脳波検査を含む精神医学的検査が実施されました。

昭和37年（1962）5月に発生した三河島事故（常磐線三河島駅構内で発生した列車脱線多重衝突事故で、死者160人、負傷者296人）の直後に設置された運転事故防止対策委員会で、「適性考査による運転関係従事員の作業適性管理を十分に行う」ことが強調されたこともあって、昭和38年（1963）、運転士登用時に脳波検査が実施され、昭和39年（1964）には新幹線運転士に両眼視機能、平衡機能検査が、列車の運行を統御する指令員に音声言語機能検査が付加されました。

現在は、運転士登用時の検査では、脳波検査の他に、心理テストと専門医による面接が行われています。

それでも精神疾患をどう見いだすかは、デリケートな問題でもあり非常に難しい問題でもあります。

（3）日航機事故と精神疾患

皆さんは、昭和57年（1982）2月9日に発生した日本航空350便の墜落事故のことを記憶されていますか。

航空事故調査報告書から、そのときのことを抜き出してみますと、「昭和57年2月9日午前8時

47分頃、福岡発羽田行きの日航350便（DC8型機）が羽田C滑走路300メートル手前で突然失速し東京湾に墜落した。乗員乗客174人のうち24人が死亡、150人が重軽傷を負った。

350便は千葉県・木更津上空に高度1000メートルで順調に進入した。羽田管制塔からの指示で1分間に300メートルの降下率で着陸進入コースに入った。着陸を予定していたC滑走路延長線上に到達した時点で滑走路末端から上向き3度で発射される電波を同機のコックピットにある姿勢計器（ADI）で受信。その電波に乗せながら進入、滑走路末端から1000メートル手前で、高度50メートルを保ち滑走路末端の内側300メートル地点で着地する予定だった。ところが350便は突然滑走路手前300メートル地点で一気に降下するという信じられない事態となった」

2月という厳冬期に起きた羽田沖の大事故で、その一部始終がリアルタイムでテレビ放映され、大きな話題になりました。

そして、その原因は、操縦士が4発のエンジンスロットルレバーのうち、4番スロットルレバーを副操縦士の制止に逆らって逆噴射させたためだということが判明したのです。

事故当時、この操縦士は「心身症」で治療を受けていたと報道されたのですが、いわゆる心身症で、そのような理解できない行動を取ることはあり得ませんので、医学界を巻き込んだ騒ぎとなりました。

事故調査委員会で行われた同僚などへの聞き取り調査によると、事故を起こす数年前に系列会社への転勤があった頃から、本来明るい性格だったはずの彼が、異様に硬く冷たい表情となり、放心したような、うつろな表情を示したり、空笑いなどが見られ、何か人が変わったような印象があったということでした。

実際は、某大学病院精神科で診療を受け、向精神薬の投与を受けていたのですが、乗務は続けていました。診断書上は「心身症」とされていました。また、別の大学病院では、「うつ状態」とされていました。その後、診断名は「抑うつ状態」「心身症及び抑うつ状態」「自律神経失調症、抑うつ状態」といった病名がつきました。

投薬は、初期には抗不安薬、抗うつ剤が出され、事故を起こす9カ月前頃からは、うつ病や統合失調症、そして胃・十二指腸潰瘍にも使われるスルピリドという向精神薬が処方されていました。しかし、事故発生の1カ月前から、服薬は中断されていました。

彼の周囲の人は、奥さんを含めて、「何か変だな」とは感じていたようなのですが、プライバシーの問題、あるいは一種の親切心・温情から乗務を続けることになってしまったようです。さて、事故当時の彼の病状は、幻聴もあり「統合失調症、妄想型」と言えると思います。もちろんパイロットの適性検査で精神疾患は欠格条項になるのは当然ですし、向精神薬などの服薬時にも乗務は出来ないことになっています。

では、なぜ、このようなことが放置されてしまったのでしょうか。不幸にして亡くなった方たちや受傷された方たち、そのご家族にとってはもちろんのことですが、病魔に襲われて事故を引き起こしてしまった彼自身にとっても大変不幸なことであったことは間違いありません。

実際上、どれほど有効な機械的安全装置があったとしても、人間がそれに逆らって意図的に危険なことをしてしまうのでは、止めようがありません。

そして、また、精神疾患を機械的に排除するのは決して易しいことではないのです。

この事例では、周囲の人が彼の変調に気付いていました。そして、診断名はともかく、抗不安薬や抗うつ剤が投与されてもいました。

公的運輸サービスに携わる人間にとっての最大の責務は、何回も触れていますが、乗客の皆様や荷物を正確にかつ安全に目的地にお届けすることなのですから、そのことに支障を来す要素は排除しなければなりません。まして、統合失調症など本人に病気という自覚（病識）がない場合は、特にお互いが注意し合う必要があると思います。

（4）復職判定委員会

旧国鉄では、精神疾患に罹患した人たちが職場復帰をする際に、その判断が妥当かどうかを決める復職判定委員会を昭和27年（１９５２）から設置し、それは現在も引き継がれています。

現在、ＪＲ東日本では、外部の著名な精神科医３名、ＪＲ東京総合病院の精神科医３名、ＪＲ東日本健康推進センターの精神科医２名の構成メンバーで同センター所長の司会のもと、月１回程度開催されています。

もちろん、運転士登用試験には、心理テストのほか精神科医の面談も義務づけられています。そして、登用された後の健康状態に関しては、産業医が月に一度は職場を訪問し、上司と面談の上情報収集にあたっています。

二　睡眠時無呼吸症候群（ＳＡＳ）

さて最初に触れました、睡眠時無呼吸症候群（Sleep Apnea Syndrome：ＳＡＳ）に話を戻しましょう。

この病気は、寝ている間に呼吸が何回も止まり、そのために睡眠が中断されて、日中に強い眠気を感ずる状態を言いますが、日本では、男性の３・３パーセント、女性の０・５パーセント程度の人がこの病気だと言われています。これは、運転従事員でも同様で、ある統計では、８２４

3人中101人（1・2パーセント）が治療対象者だったとされています。

（1）いびきとSASの症状

皆さんの中には、肥満気味の人で寝ているうちに大きないびきをかく人がいるのではないかと思います。特にお酒を飲んで寝た後などでは、大きないびきをかくのですが、時々いびきが聞こえなくなり、その間は呼吸をしていないような感じで、一緒に寝ている人は生きているのだろうかと心配になったりします。ところが、そのうちにまたいびきをかき始めるので、大丈夫だと安心するとともに、そのいびきでまた眠れなくなってしまうので、閉口するといった経験をお持ちの方もおられることでしょう。

いびきは、空気の通り道（気道）が狭くなって震えることによって起きます。口を大きく開けると、いわゆる「ノドチンコ」といわれる口蓋垂《こうがいすい》が見え、その両側に口蓋扁桃が見えます。この扁桃が大きくて気道をふさいでしまったり、炎症などを起こしたりしてもいびきはかきますし、肥満自体ものど全体を狭めますのでいびきの原因になります。

お酒を飲んだ後ものどの筋肉がゆるみ、いびきをかくことが多くなります。同じように高齢になると、のどの筋肉や粘膜がゆるんできていびきをかきやすくなります。

また、アレルギー性鼻炎や副鼻腔炎などで鼻が詰まっていて、口から呼吸をしているときもいびきをかきやすくなります。

多くの場合、仰向けに寝ると舌などで気道を狭めることになりますので、横向きに寝る方がいびきは少ないと思います。

いびきは、集団生活を強いられるときには大問題でもあります。たとえば兵舎内とか、病室などでもそうでしょう。一説によると、大昔、牢の中に入れられた囚人で、いびきがうるさい者は牢名主の命令で亡き者にされたこともあったとか。

大きないびきをかいていて、突然そのいびきが止まってしまうのは、そのときに気道が完全にふさがって呼吸が出来ない状態になってしまうからです。

本人は、当然苦しくなって目が覚めるものの、またすぐに眠りに入り、しばらくするとまたいびきをかき始めるのです。しかしながら、本人は目が覚めたとは思っていないようです。でも、寝たはずなのに頭がすっきりしないなどと訴えるようです。

日本人の中で日頃いびきをかく人は、２０００万人くらいいて、そのうちの１割、２００万人くらいが睡眠時無呼吸症候群だろうと言われています。

眠っている間に何回も起こされてしまうのですから深い眠りに入れません。ですから昼間に、どうしようもない眠りに襲われてしまうのです。

表3　エプワースの眠気尺度

あなたの最近の生活の中で、次のような状況になると、眠くてうとうとしたり、眠ってしまうことがありますか。
下の数字でお答えください（○で囲む）。
質問のような状況になったことがなくても、その状況になればどうなるか想像してください。

0＝眠ってしまうことはない。1＝時に眠ってしまう。
2＝しばしば眠ってしまう。　3＝だいたいいつも眠ってしまう。

1.座（すわ）って読書中	0	1	2	3
2.テレビを見ているとき	0	1	2	3
3.人の大勢いる場所（会議や劇場など）で座っているとき	0	1	2	3
4.他の人の運転する車に、休憩なしで1時間以上乗っているとき	0	1	2	3
5.午後に、横になって休憩をとっているとき	0	1	2	3
6.座って人と話しているとき	0	1	2	3
7.飲酒せずに昼食後、静かに座っているとき	0	1	2	3
8.自分で車を運転中に、渋滞や信号で数分間、止まっているとき	0	1	2	3

合計点：　　点（□0〜10　□11〜15　□16〜24）

合計点が11点以上の人は病的過眠領域とされています。
○11〜15点の方は、早い時期に専門医に診てもらうことをおすすめします。
◎16〜24点の方は、速やかに専門医に診てもらってください。

注1　合計点が11点以上が治療を要するレベルでありますが、11点未満であっても慢性的ないびきをかく人、睡眠時に呼吸が止まる人、日中頻繁に眠気を感じる人も睡眠時無呼吸症候群の可能性があります。

注2　検査方法が極めて容易である反面、検査時点に眠気を過小評価し、得点が低くなることが多いことから、客観的に本人の眠気を評価できる家人に協力してもらって検査することが望ましいです。

眠気を知る質問紙法にエプワース眠気尺度（Epworth Sleepiness Scale）というのがあります。この尺度で、11点以上の人は眠気が強いと言え、16点以上の人は専門家に診てもらうことが強くすすめられます（表3）。

（2）SASと事故

昼間の眠気が強く居眠りをしてしまうことは、場合によって様々な事故に繋がります。幸い、新幹線は機械的に止めることが出来、大事に至りませんでしたが、世界的に有名な大事故では、昭和54年（1979）スリーマイル島原子力発電所の事故、平成元年（1989）アラスカでの「エクソンバリデス号」座礁、平成7年（1995）客船「スタープリンセスⅡ号」の座礁なども居眠りが原因と言われています。

ただ、気をつけなければならないことは、SASの人たちの中には、それほど眠気を自覚していない人もいることです。本人は意識しないままに、コーヒーなどで眠気をそらしていることもあるようですので、こういった自己申告だけに頼るのは危険だと思います。

もちろん、自動車事故も例外ではなく、米国のある報告では職業運転手の30～50パーセントが治療されていないSASであり、重症のSASでは、そうでない運転手の3倍から7倍以上事故を起こしやすいとされます。そして、米国では、SASに伴う事故が年間80万件起きていて、その損害額は15・9億ドルにのぼるそうです。

同じような報告は、スイスからもあり、健康な運転手が事故を起こす率は2・9パーセントであるのに対して、SASの運転手は12・4パーセントだといいますし、中等症以上のSAS運転手は、100万キロあたり13回の事故を起こすのに、健康な人は0・78回に過ぎないのだそうです。また、治療されているSASの運転手の事故率は100万キロあたり10・6から2・7に下がったといいます。

スペインでは、高速道路上の事故で救急搬送された102名の患者と一般外来から無差別に選んだ152名の患者とを比較すると、重いSASの患者はそうでない人の6・3倍事故を起こしやすかったといいます。

（3）我が国での対策

我が国でも、平成15年（2003）の山陽新幹線の居眠り運転事件の後、同年3月27日に国土交通省からSASに関して「交通事業に係る運転従事者の睡眠障害に起因する事故等の防止対策に関する連絡会議申し合わせ」として注意喚起があり、また、平成17年（2005）4月22日に航空・鉄道事故調査委員会から、名古屋鉄道の新岐阜駅構内で発生した列車脱線事故は、運転士がSASの自己診断テストでは異常が認められなかったのに、事故後に専門医の診断ではSASと診断されたという報告がなされました。それを受けて、客観的にSASを把握するように、先の申し合わせの改定版が、平成19年（2007）8月24日に出されました。

その中で、鉄軌道事業者として、運転従事員3万7000人に対して、SAS等に起因する可能性のある事故例等を再調査するとともに、必要な処置を取ること、および社員に対してSASの正しい知識を普及することを徹底するようにとされました。

また、バス運転者約11万人、タクシー運転者約41万人、トラック運転者約86万人の他、船員、飛行機操縦士約7500人にも徹底するようにとの申し合わせがなされました。

それと同時に、国土交通省鉄道局から「睡眠時無呼吸症候群（ＳＡＳ）の把握について」、国土交通省自動車交通局からは「ＳＡＳ対応マニュアル」が出されました。

それらには、ＳＡＳに関する詳しい対策方法が纏められたパンフレットがつけられています。そこから、２、３紹介しておこうと思います（http://www.mlit.go.jp/common/000025216.pdf)。

①ＳＡＳのスクリーニングテスト

スクリーニングテストとは、多くの人を対象にＳＡＳの早期発見をし、確定診断が必要かどうかを決める検査を意味します。それには、フローセンサー法とパルスオキシメトリー法とがありますが、ＪＲ東日本ではパルスオキシメトリー法を用いています。

その方法は、簡単に言いますと、前者は、鼻孔部にセンサーを付け、睡眠中の空気の流れを直接計測して、無呼吸あるいは低呼吸を知る方法で、後者は、指にセンサーを付けて、就寝中の動脈血の酸素量（酸素飽和度）を測定し、睡眠中に無呼吸がどのくらいあったのかを知る方法です。

パルスオキシメトリー法での装置自体は持ち運びが出来る小さなものですので、対象者に貸し出し、自宅で就寝前に装置を装着してもらったうえで寝てもらい、起床後その装置を回収して結果を分析します。

ＳＡＳは肥満者に多いのですが、日本人ではそれほど肥満でない場合もあり、そういった場合は、フローセンサー法の方が有利とも言われています。

②確定診断

スクリーニング検査で精密検査が必要とされた場合は、専門医療機関で終夜睡眠ポリグラフ（polysomnograpphy：PSG）を行うことになります。

PSGでは、病院で実際に様々な装置を付けて寝てもらい、寝ている間の脳波、眼球運動、頤《おとがい》筋筋電図、動脈血酸素飽和度、体位の変化、胸や腹部の動きなどを計測して、SASを総合的に診断し、併せて重症度も判定します。日本での専門機関は、全国にたくさんあります。たとえば、下記のホームページなどで調べることが出来ます。http://ibikigairai.seesaa.net/

一般には、個室を使った1泊2日の検査入院となることが多いようです。

③治療

SASは、睡眠中に空気の通り道である気道がふさがって呼吸が出来ない状態になってしまうことによります。

したがって、その治療には、寝ている間に気道がふさがらないような工夫が必要なわけですが、CPAP（Continuous Positive Airway Pressure）といって、鼻に装置を付けて、持続的に一定の圧をかけて空気を肺に送り込む装置が開発されています。

寝ている間ずーっと鼻に装置を付けているのでは、煩わしくて寝ていられないと思う方も多いのではないかと思いますが、確かに着けて寝るのが我慢できないという少数の人がいるものの、多くの場合、この装置のおかげで、翌日、爽快感とともにすっきりと寝覚めることが出来るので、日中の眠気もなくなりますし、仕事も続けることが出来ます。

とはいえ、もちろん肥満症の人は減量に気をつけ、喫煙や過度の飲酒もＳＡＳを悪くしますので慎むことが肝心です。

三（心的）外傷後ストレス障害（ＰＴＳＤ）

平成21年（２００９）９月15日の新聞各紙に、「ＪＲ東日本は、後を絶たない駅での自殺防止対策として、山手線全29駅のホームに、心理学者の間で、『精神状態を落ち着かせる効果がある』とされる青色発光ダイオードの照明灯を取り付ける」という記事が載ったのをごらんになったでしょうか。

平成21年（２００９）12月22日に出された国土交通省の首都圏鉄道輸送障害対策会議の資料によりますと、図１のように、首都圏（東京都、埼玉県、千葉県、神奈川県）での輸送障害件数で最も多いものは自殺で、平成21年（２００９）（上半期の件数を２倍したもの）では２６４件、全体の48・4パーセントを占めるとのことです。首都圏ですからその影響も大きく、輸送障害に伴う影響列車数は平成20年度（2008）で、同様推定値ですが2万1100本、全体の約52パーセントにのぼります。

昔から鉄道は自殺の手段として使われてきました。その結果、列車は一定時間停めざるを得ず、その間多くの乗客の皆様にご不便をおかけすることになってしまいます。

そして、鉄道医としては、その電車の運転士や車掌、また、人身事故に関係せざるを得ない鉄道員たちのメンタルヘルスも心配になります。

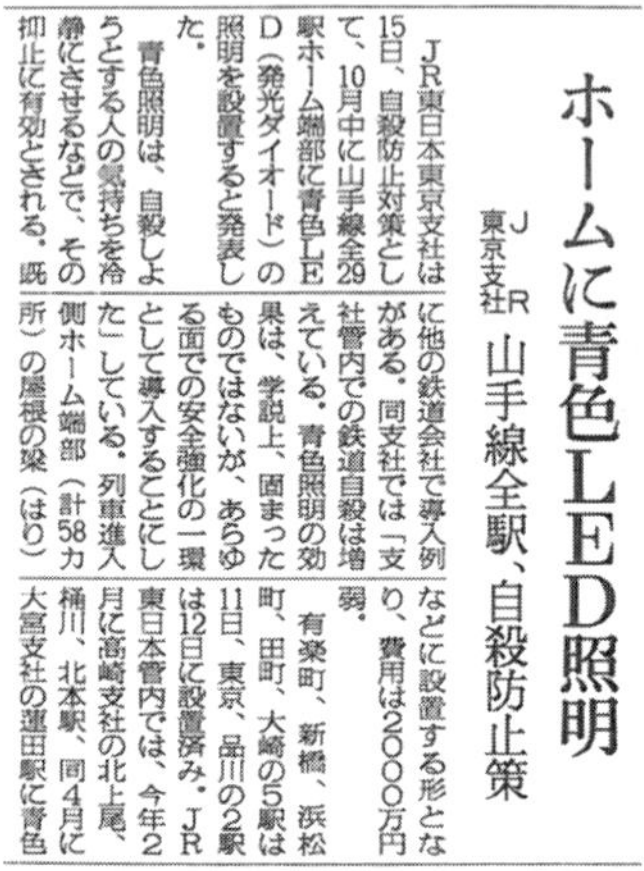

ホームに青色LED照明

JR東京支社 山手線全駅、自殺防止策

JR東日本東京支社は15日、自殺防止対策として、10月中に山手線全29駅ホーム端部に青色LED（発光ダイオード）の照明を設置すると発表した。

青色照明は、自殺しようとする人の気持ちを冷静にさせるなどで、その抑止に有効とされる。既に他の鉄道会社で導入例がある。同支社では「支社管内での鉄道自殺は増えている。青色照明の効果は、学説上、固まったものではないが、あらゆる面での安全強化の一環として導入することにした」している。列車進入側ホーム端部（計58カ所）の屋根の梁（はり）などに設置する形となり、費用は2000万円弱。

有楽町、新橋、浜松町、田町、大崎の5駅は11日、東京、品川の2駅は12日に設置済み。JR東日本管内では、今年2月に高崎支社の北上尾、桶川、北本駅、同4月に大宮支社の蓮田駅に青色

「ホームに青色LED照明」の新聞記事

（1）PTSDとは

皆さんの中にはPTSDという用語をご存じの方も多いと思います。この用語が日本で一般的になったのは、平成7年（1995）に発生した地下鉄サリン事件の後遺症に苦しむ人たちの中に、いつまでもそのことを思い出し怯えてしまう方々がいて、その状態は、心に深い傷を負った後に苦しむ、外傷後ストレス障害（PTSD）と同じなのだと言われ始

図1　原因別輸送障害件数の推移

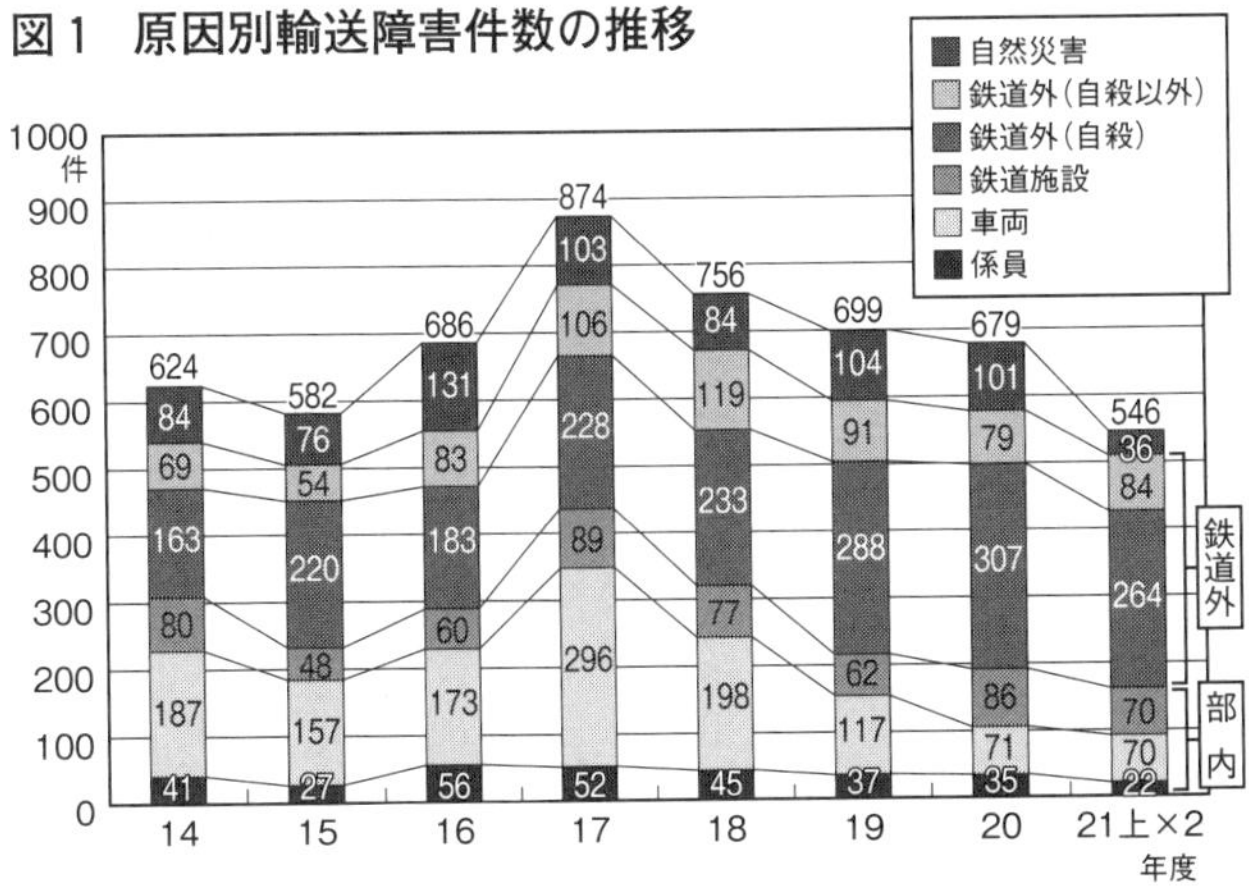

めてからだと思います。

PTSDは、Post Traumatic Stress Disorders の略語で、事故、災害、犯罪、戦争被害など、多くの人にとって強い衝撃をもたらすような、非日常的な出来事に遭遇することによって引き起こされる心の変化、つまり、「心理的な外傷ストレス（traumatic stress）」の後（post）に起きる障害（disorders）を意味します。

具体的には、次のようなものが挙げられます。

A…人的災害としては、①三河島や鶴見の鉄道事故、洞爺丸転覆事故、日航機墜落事故など陸・空・海の災害、②ホテルニュージャパンの火災、酒田大火などの火災、爆発、③水俣病、カネミ油症などの環境災害

B…自然災害としては、①関東大震災、阪神・淡路大震災、北海道南西沖地震などの地震、東日本大震災・津波、②狩野川台風、伊勢湾台風、第2室戸台風

などの台風、洪水、③三宅島、雲仙普賢岳などの噴火・森林火災

C…犯罪行為としては、①家庭内暴力、児童虐待、高齢者虐待、②強盗・殺人・テロ行為、レイプ、③非人道的行為（池田小事件、秋葉原通り魔事件、新潟女性監禁事件など）、④戦争（東京大空襲、広島・長崎原爆など）

そして、一般的に自然災害よりも人的災害・犯罪行為の方が、人に与える影響は大きいとされています。

（2）ベトナム帰還兵とPTSD

このPTSDという状態がクローズアップされ始めたのは、ベトナム戦争のときなのですが、この戦争では、昭和35年（1960）初頭から昭和50年（1975）4月30日までにベトナム人の死者は約200万人、米国人の死者は5万8000人以上にのぼるとされています。

そして、ベトナム戦争の帰還兵の中には、様々な症状に悩み、社会に復帰するのが難しい人たちがたくさんいることに気づかされたのです。実際、昭和63年（1988）当時の調査では、帰還兵の15パーセントにあたる48万人が何らかの症状で悩んでいたとされています。

（3）鉄道員とPTSD

それでは鉄道員の場合は何が問題になるのでしょうか。

鉄道員が業務に関係してトラウマ（心的外傷）になり得る出来事は、自殺などの死傷事故、踏切事故、乗客による暴力などが考えられます。

特に、自殺に遭遇した場合、他の場合と違って、警察の取り調べでは、まず運転士は加害者側として扱われますし、運転席では孤独でもあります。それは、車掌も同じと言えます。

一方、以前は、警察官、消防士、自衛隊員などと同様、運転士はそういった出来事を経験して、初めて一人前になるのだという暗黙の了解がありましたし、そのことで悩むのは時として恥ずかしいことだと思われがちでした。

しかし、最近では、運転士になろうとする動機づけが昔ほど強くはなくなった感がありますし、若年化とともに女性運転士の登場など昔とは事情が大きく変わってきています。それに、米国での調査では、男性より女性の方がＰＴＳＤになりやすいこともわかっていますので、女性運転士が増えるにしたがって、より大きな問題となりかねません。

①急性期の症状

誰でも、突然危機にさらされたとき、たとえば自動車を運転中に、横道から自転車が急に飛び出して来て、衝突しそうになったときには、心臓が止まりそうになって呼吸が出来なくなったり、脈が速くなったり、顔が青ざめたり、手に汗が吹き出したりします。

命の危険にさらされたときに起きる身体の症状としては次のようなことが挙げられます。
イ　身体反応として動悸、口の渇き、筋肉がこわばり、時に身体が動かなくなる。
ロ　こういった身体反応は、その危機が通り過ぎたときにも現れることがあり、吐き気がしたり、身体の震えが止まらなくなったりすることもある。
ハ　他にも下痢、頭痛、息苦しさ、めまい、脱力感などを感じることもある。
しかし、幸いこのような症状は一過性ですぐに良くなることが多いのです。

②急性ストレス障害（ASD…Acute Stress Disorder)

しかしながら、次に挙げるような症状が出来事の遅くとも4週間以内に始まり、最低2日から最大4週間くらい続く状態を急性ストレス障害と呼びます。
イ　解離性症状…感情が麻痺してしまったような状態で、周囲から切り離されてしまったような感じ。茫然として、身の回りに対して無関心、現実感がなくなる。自分が自分でなくなったような感覚（離人症様感覚）。その出来事を思い出せない（解離性健忘）。
ロ　外傷的出来事の再体験…災害時のことを突然思い出してしまう。そのときの光景や臭い、音などの感覚的記憶が何度もよみがえる（フラッシュバック）。そのことを思い出させる事物に接すると苦痛や不安が高まる、そのときの夢にうなされる。

ハ　その出来事を思い出させるような場所や一緒にいた人を避ける（想起刺激の回避）。
ニ　寝付かれない、すぐ目が覚めてしまう、いらいらして怒りを爆発させる。考えに集中できない。過度に警戒し、些細な物音や動きにひどく驚いてしまう（覚醒亢進症状）。

③PTSDとフラッシュバック

このような症状が重く、また1カ月以上続いて、社会的、職業的に支障が起きている状態を外傷後ストレス障害（PTSD）と言います。

フラッシュバックは、通常の記憶と違って、そのときのことを突然思い出してしまうと、途中で振り切ろうとしても、一通り思い出さずにはおれない状態のものをいい、侵入的想起とも言われます。

また、その出来事に関連したような音、臭い、状況などに接すると強い苦痛を感ずることもあります。

そして、その出来事を思い出させる活動、場所、または人物を避けたり、話題にすることを避けようとします。その出来事を思い出せないこともあります。周囲の人々から疎遠になったように感じ、大事な活動への関心がなくなって参加をしなくなったり、また、将来に対して悲観的になったりします。

同じ災害現場にいた他の人たちが亡くなり自分だけ生き残ったときなどには、強い後ろめたさを感じたりもします（生き残り在責感）。また、自分は皆が期待している役割に応えられなかったという心理的な葛藤にさいなまれ（役割不全感）たりもします。

④PTSDの頻度

PTSDの頻度は、報告によって一定ではありませんが、米国の統計では、全生涯で男性の5パーセント、女性の10・4パーセントが経験するといいます。平成7年（1995）に発生した阪神・淡路大震災では、地震体験後16カ月でPTSD相当の症状を現した人は3パーセントであったのですが、住居が全壊した人の間では、その頻度は10パーセントにのぼったといいます。

⑤PTSDへの対処法

今まで述べてきましたように、少なくともそういった出来事に遭遇する人は、誰でも急性ストレス障害と同様の症状を感ずるのでしょうし、中にはそのことで長く悩んでしまう人たちがいるのは間違いありません。

鉄道会社の中では、残念ながらそういう危険はあるのですから、その事実を皆が知っていて、自分一人で悩まなくてもよい会社風土を醸成しておく必要があります。

JR東日本には、現在、そういう悩みを抱えている人は直接相談できるホットラインが出来ています。

⑥具体例

少し具体例を示してみましょう（ただし、全て個人が特定できないように脚色してあります）。

Aさん：40歳、男性、運転士

首都圏のある線で正午頃電車を運転しているとき、踏切内にたたずんでいる人影を発見し、踏切手前150メートルくらいのところで急ブレーキをかけたが、間に合わなかった。

被害者は、高齢の婦人でほぼ即死状態であったが、警察による取調べ、ご遺体の処理は淡々と終わった。

その後、彼は電車を運転しながらその踏切近くに通りかかると、胸騒ぎがして、落ち着かなくなり、速度を必要以上に下げてしまうことが多くなった。３カ月を過ぎた頃から、寝ていても途中で夢を見て起きてしまうことも徐々に増えて、相談に訪れた。

彼との面談で、彼が人身事故に遭遇したのは3回目で、最初の2回は駅プラットホームから自殺目的で飛び込まれたのだそうだ。

彼は、「自分から飛び込んでくるような場合は、罪悪感はそんなに感じないし、かえってふざけんなと思うくらいなんだけど、踏切の中で動けなくなった人を撥ねてしまったのはこたえた。停めることは出来ないとわかっていても、もう少し早くに発見出来ていればと思うし、もっと早くに警笛を鳴らしておけばこうならなかったのではないだろうかなどと思ってしまって」という。

Bさん：50歳、男性、駅員

ある雨上がりの日、自動切符売り場で係員を呼ぶブザーが鳴ったので駆けつけ、自動券売機の脇にある小さな丸いのぞき窓から覗いたとたん、傘の先で目を突かれた。

幸い、失明には至らなかったが、医療処置が必要な傷を負った。それ以来、覗く行為や、その自動券売機のそばに近寄れなくなってしまった。なんとか仕事は続けていたのだが、雨降りなど傘を持った乗客を見ると、落ち着いていられなくなって相談に訪れた。

Cさん：26歳、女性、車掌

車掌として働き始め、業務にも慣れてきて車内アナウンスも順調にできていたのだが、ある日、乗務員室のガラス越しに、なんとなく視線を感じて車内を見ると、黙ってこちらを見ている男性の姿に気づいた。そのうちに、自分が乗務のときはいつも彼に見つめられていることに気づき始めた。

プラットホームに出て、信号を確認、指差《しさ》称呼《しょうこ》の上、ドアの閉扉ボタンを押す動作のときもじっと眺める彼の視線を感じてしまうようになった。その後、上司の配慮で勤務時間をずらしてもらったりしても、いつの間にか彼がいるのである。

そのうちに彼のことが気になり、仕事に集中できず、そのことで重大な失敗をしてしまうのではないかとの恐れが強くなり、自分は鉄道業務には向いていないのではないかと思い詰めて、辞職願を提出するに至って、上司を通して相談に来た。

その他にも酔客からの暴力、理不尽な言いがかりにも似た言葉の暴力、到底出来ない事柄の強要など、様々な出来事があるのです。それぞれが、ＰＴＳＤとは言えないまでも、当人にとっては深刻な出来事も少なくはありません。

重要なことは、社会的な暴力からは、断固として社員を守る姿勢と、彼らを孤立させず相談できる会社風土の醸成です。

⑦傷つける言葉

一般的に、ＰＴＳＤの患者さんを傷つける言葉を列挙しておきましょう。

イ　頑張れ。（もう精一杯頑張っているのです、これ以上は頑張れないのです）

ロ　貴方が元気にならないと亡くなった人も浮かばれませんよ。（それでは自分に死ねと言うの

ですか、あるいは彼らが亡くなってしまったのは自分のためだというのですか）

ハ　このことはなかったと思ってやり直しましょう。（それが出来ないから苦しんでいるのです）

ニ　こんなことがあったのだから、将来きっと良いことがありますよ。（誰が保証できるのですか）

ホ　思ったより元気ですね。（苦しめと言うのですか、死ねと言うのですか）

ヘ　私ならこんな状況には耐えられません。生きていられないかも知れません。（死ねと言うのですか）

⑧望ましい対応

同じトラウマにあっても、その反応の仕方は人それぞれです。本人が異常なのではなくその経験が異常なのです。症状が消えるのには時間がかかるかも知れませんが、必ず良くなっていきます。そして、外傷体験をカウンセラーなどに話すことでも楽になることがあります。また、アルコールは一時的には有効ですが、結局治療の妨げになってしまいますのでおすすめできません。

私自身は、その出来事の記憶は完全にはなくならないことをこんな風に伝えます。

「ここに新しい真っ白な紙があったとします。それをくちゃくちゃに揉んでしわを作った後、きれいにアイロンをかけてしわをすっかり伸ばした後なら、それは物を包んだり描き込んだりする紙としての機能は戻るかも知れません。でも一度ついたしわの跡は、よく見るとわかるものですよね。機能的には回復しても、その出来事は全く跡形もなく消滅するということはないでしょう。貴方が経験したことはそれほど大きな出来事だったのですよ」

昔から、仲間と分け合えば、苦しいことは小さく、楽しいことは大きくなるのです。

会社の中で、トラウマのこと、それによって受ける影響などについて、日頃からオープンに話せる風土づくりが何よりも大事なことです。そして、社員が受けた理不尽な暴力に関しては、犯罪行為として厳しく糾弾していく姿勢を貫くことも、社員のメンタルヘルス対策にとっても重要なのだと思います。

四　生活習慣病

（1）「成人病」から生活習慣病へ

Ⅲ項で触れましたように、以前は結核対策が最優先課題でした。しかし、現在では、国民病と言われた結核の脅威は低くなり、それに代わって最近の死因別統計では、１位・悪性新生物、２位・心疾患、３位・脳血管疾患、４位・肺炎となっています。

そして、平成18年度（２００６）の統計では、糖尿病の人が８２０万人、糖尿病予備軍１０５

0万人を加えると1870万人の人が現在罹患中か、あるいは将来的に糖尿病になる危険性をはらんでいることになります。また、同じ統計で、高血圧の人で症状がある人は3970万人、症状はないが高血圧の人が1520万人と言われています。

以前、こういった病気は成人に多い病気として「成人病」という用語がありました。しかし、こういうことは小児期にも認められることから、「小児成人病」などという妙な言い回しもされるようになったりもしました。

成人病という語の響きは、成人になると誰もがそういった状態になるといった風にも聞こえますが、実際は、誤った生活習慣が原因なのです。それで、これらは生活習慣に根ざした病気という意味で「生活習慣病」と呼ばれるようになりました。

（2）メタボリック症候群

昭和63年（1988）頃から、生活習慣病の三大要素（高血圧・糖代謝異常・脂質代謝異常）が重なると循環器疾患を引き起こす危険性が高くなることが判明し、それに男性型肥満を加えて「死の四重奏」とカプラン（Kaplan、アメリカの医師。1989年に提言）が名付けて注意を促したこともありました。

こういったことを背景に、平成20年（2008）の定期健康診断から、いわゆる「メタボ健診」

表4　メタボリック症候群

肥満：	腹囲が男性85cm以上、女性90cm以上の状態もしくはBMIが25以上
高血圧：	収縮期血圧（上）が130mmHg、拡張期血圧（下）が85mmHg以上
高血糖：	空腹時の血糖値が110mg/dl以上
高脂血症：	中性脂肪値が150mg/dl以上もしくは善玉（HDL）コレステロール値が40mg/dl未満

が始まったのです。この健診では、40歳以上の男女で、腹囲が男性85センチ以上、女性90センチ以上をまず選び出すことになるのですが、果たしてこの根拠は本当に正しいのかどうかは、議論のあるところです。

もう一つ大きな問題として、腹囲は人の手によって正しく計測することが求められているのですが、たとえば、一度に100～200人といった多くの人たちの健康診断を実施しているところでは、ほとんどの機器が自動化されていて、省力化が進んでいるのに、その流れにのせられないことも問題なのです。たとえば、腹囲を計測するのに一人30秒必要だとすると、200人で100分、つまり、そのことだけで1・5時間以上かかってしまうことになってしまい、それだけ人手が必要になってしまいます。

また、メタボリック症候群と診断（表4）された人たち、あるいは、そうなる危険性のある人たちには、専門家から20分以上の面談を受けるように義務づけられ、事業場としてその効果が見られず、次の健康診断で改善されない場合は、その事業場に罰金が科せられるということになってもいます。

たしかに、メタボリック症候群は、生命の危険をはらんでいますし、たとえ命が助かっても、寝たきりになったり、麻痺など行動の制限や、医療費の高騰に繋がることは事実ですが、この対策は壮大な国家的実験とも言えるような気がします。そして、自分の腹回りまで、他人に指図されたくないと思うのは私一人なのでしょうか。それにしても、我が国では、以前は超肥満者と言える人たちを見ることは少なかったのですが、最近は見かける機会が多くなりました。その背景には食事の欧米化があるような気がするのですが、どうでしょうか。

五　アルコールとたばこ

お酒とたばこが好きな方には耳の痛い話でしょうが、アルコールとたばこの健康に及ぼす影響については避けて通れません。

アルコールと交通事故の関係は誰でも知っていることですし、道路交通法が改正され、自動車運転過失致死傷罪が創設されたことも記憶に新しいことでしょう。「飲んだら乗るな、乗るなら飲むな」は自動車以外にも、当然当てはまります。

JR東日本では、乗務前にアルコール検知器で呼気中アルコール濃度が０・０５㎎／l以下であることを確認の上、運転士に乗務させることになっています。

（１）日本人とアルコール

「御神酒あがらぬ神はない」などと、良きにつけ悪しきにつけ、お酒を飲む機会は多いのですが、日本人は白人などと違って、体質的にお酒を飲めない人も多く、新人歓迎会などで一気飲みを強いられ、急性アルコール中毒を起こして亡くなる人が絶えないのは困ったものです。

飲み込まれたアルコールの約２割は胃から吸収され、残りは小腸上部から吸収されます。手術で胃を切除された人では、いきなり小腸へアルコールが到達しますので、酔いが早いということになります。同じように、空腹時に強いアルコールを飲むと胃を素通りして小腸に流れ込んでしまいますので、悪酔いをしやすくなります。とまれ、酒は楽しく飲むべきです。それには、食事やつまみと一緒にゆっくり飲むのが肝心です。

体内に取り込まれたアルコールは、肝臓でアルコール脱水素酵素（ＡＤＨ）によりアセトアルデヒドに分解されます。そして、アセトアルデヒドはアルデヒド脱水素酵素（ＡＬＤＨ）の力で酢酸に変わります。そして、酢酸は筋肉や心臓などで炭酸ガスと水になります。このアセトアルデヒドは有毒で、二日酔いの原因にもなります。

日本人の半数は、アセトアルデヒドを分解する酵素ＡＬＤＨの働きがないか、弱いのです。お酒を飲むとすぐに顔が真っ赤になる（フラッシング）人がいると思いますが、そういう人は、その可能性があります。

それを知るのにはエタノールパッチテストというテストがありますが、採血などで酒精綿（アルコールをしみこませた綿）で肌を拭いた後が赤くなる人は、ＡＬＤＨの働きのない人でしょう。それこそ、奈良漬け等も受け付けない人なのだと思います。日本人の１割くらいの人が当てはまるのですが、そういう人にお酒を飲ます、まして一気飲みなどを強いるのは殺人行為に等しいことになります。

（2）酒単位

酒の種類によってアルコールの濃度はそれぞれですが、酒単位という考え方があります。

たとえば、ビール大瓶１本、日本酒１合、ウイスキーダブル１杯（60ミリリットル）、焼酎（25度）コップ半分（１１０ミリリットル）は、それぞれ酒１単位と数えられます。

体重60キロの人が30分以内に飲んだ1単位の酒が、完全に体内から消失するのにかかる時間は3時間とされています。

よく、良いお酒だと二日酔いにならないとか、チャンポンにすると良くないなどと言いますが、問題なのは飲んだアルコールの総量なのです。たとえば、ビール大瓶２本、日本酒２合を飲んだ場合は、合計4単位ですから、アルコールが完全になくなるには3×4で12時間もかかることになります。

良い酒は値段が高いから、そんなにがぶがぶ飲めないでしょうし、チャンポンで飲むときは大体がぶ飲みしているのだと思います。

私の知っている運転士のほとんどは、乗務10時間前から酒類は飲まない習慣を持っていました。

政府が出した日本人の健康目標、「健康日本21」では、飲む場合は酒1単位程度にとどめるのが健全な飲酒とされています。また、週2回は酒類を飲まない日をつくることもすすめられています。

(3) アルコールの危険性

アルコールは、肝臓で分解されます。お酒に弱い人も練習を重ねれば強くなると誤解されますが、そんなことはありません。

確かに筋肉は鍛えれば筋肉量は増えますが、肝臓はそうなりません。疲れてしまうだけなのです。ですから、せめて週2回は肝臓を休ませる日（休肝日）をつくることがすすめられています。

絶えず飲み続けると、肝臓の細胞は破壊され始めます。血中γ・GTPの値が上がり、そのうちに肝臓の細胞が壊れて、その指標であるAST、ALTの値も高くなります。そしてその状態が続くと、やがて肝硬変になります。

肝硬変になると大変です。そうならないように毎年の定期健康診断でチェックが必要です。

また、アルコールの危険性に依存性がありますが、一般的に毎日、日本酒を3合飲み続けるとアルコール依存症になると言われています。

お酒は楽しみながら飲むのなら良いのですが、「酒は涙かため息か、心の憂さの捨て所」といった、ストレスのはけ口として、あるいは睡眠薬代わりに飲むというのは感心しません。

男性は、1時間に約9グラムのアルコールを分解できるのに対して女性では6・5グラムと言われており、女性の方がアルコールには弱いのが一般的です。キッチンドリンカーとも言われるように、アルコール依存症にも女性の方がなりやすいのです。

アルコール依存症の治療施設として国立久里浜病院がありますが、そこで出されているアルコール依存症スクリーニングテストを載せておきます（表5）。

（4）たばこの問題

平成23年（2011）6月1日から首都圏の駅での禁煙エリアがさらに拡大されたことにお気づきの方が多いと思います（図2）。

また、現在、JR東日本の新幹線および特急・急行列車、快速・普通列車についても全面禁煙

表5　新久里浜式アルコール依存症スクリーニングテスト

男　性　版

項　目	はい	いいえ
最近6カ月の間に次のようなことがありましたか？		
①食事は1日3回、ほぼ原則的にとっている	0点	1点
②糖尿病、肝臓病、または心臓病と診断され、その治療を受けたことがある	1点	0点
③酒を飲まないと寝付けないことが多い	1点	0点
④二日酔いで仕事を休んだり、大事な約束を守らなかったりしたことが時々ある	1点	0点
⑤酒をやめる必要性を感じたことがある	1点	0点
⑥酒を飲まなければいい人だとよく言われる	1点	0点
⑦家族に隠すようにして酒を飲むことがある	1点	0点
⑧酒が切れたときに、汗が出たり、手が震えたり、いらいらや不眠など苦しいことがある	1点	0点
⑨朝酒や昼酒の経験が何度かある	1点	0点
⑩飲まないほうがよい生活を送れそうだと思う	1点	0点
合計点		点

合計点が4点以上：アルコール依存度の疑い群
合計点が1～3点：要注意群（質問項目①による1点のみの場合は正常群）
合計点が0点：正常群

女　性　版

項　目	はい	いいえ
最近6カ月の間に次のようなことがありましたか？		
①酒を飲まないと寝付けないことが多い	1点	0点
②医師からアルコールを控えるようにと言われたことがある	1点	0点
③せめて今日だけは酒を飲むまいと思っていても、つい飲んでしまうことが多い	1点	0点
④酒の量を減らそうとしたり、酒をやめようと試みたことがある	1点	0点
⑤飲酒しながら仕事、家事、育児をすることがある	1点	0点
⑥私のしていた仕事を周りの人がするようになった	1点	0点
⑦酒を飲まなければいい人だとよく言われる	1点	0点
⑧自分の飲酒についてうしろめたさを感じたことがある	1点	0点
合計点		点

合計点が3点以上：アルコール依存度の疑い群
合計点が1～2点：要注意群（質問項目⑥による1点のみの場合は正常群）
合計点が0点：正常群

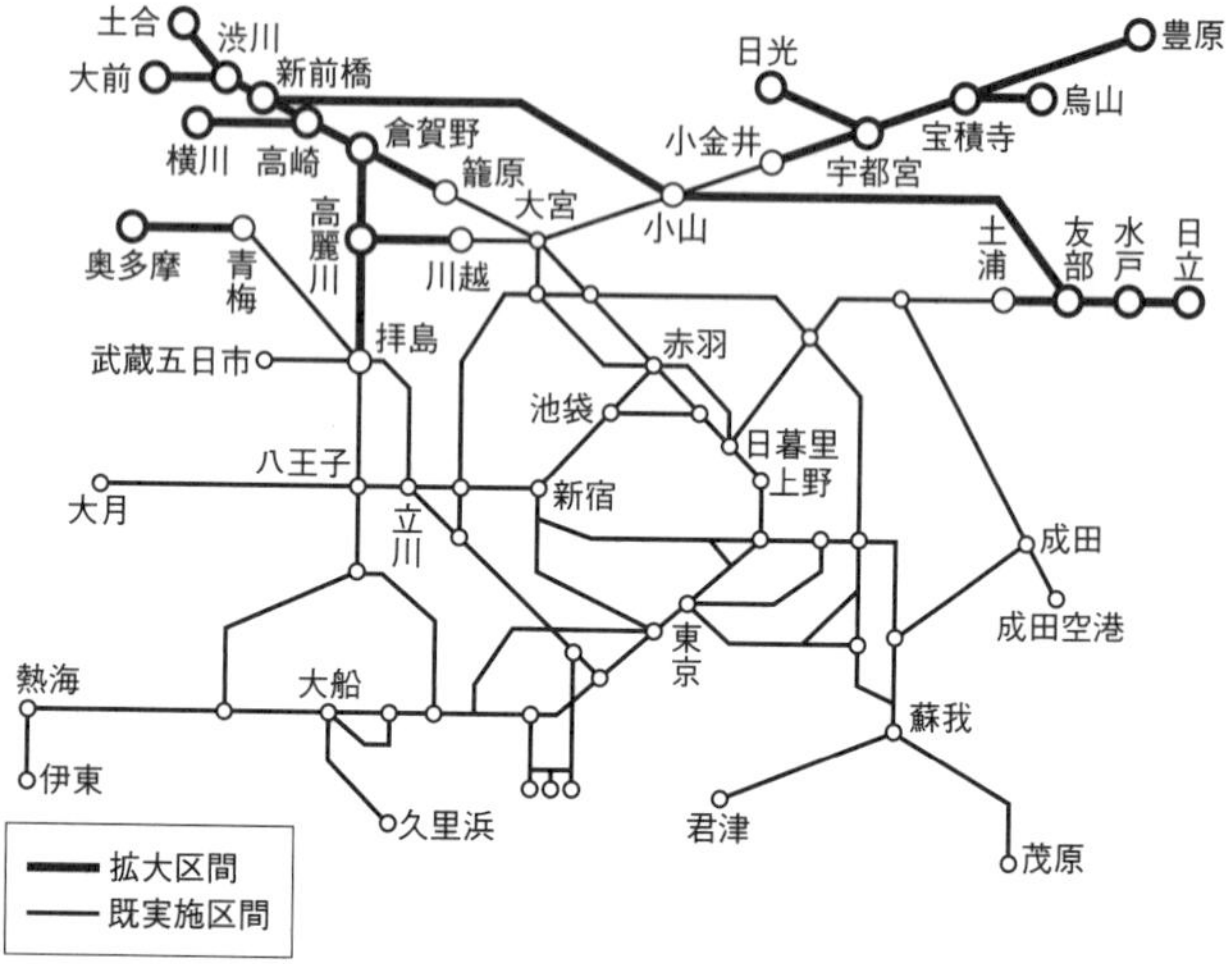

図２　禁煙エリア（平成23年６月１日以降）

が実施されています。

乗客の皆様に禁煙を強いるのですから、当然、社員も禁煙に心がけねばなりません。しかし、アルコール依存症と同じように、たばこ（ニコチン）依存症では、本人の努力のみで禁煙を達成するのは難しいのです。つまり、喫煙は一つの病気として治療の対象となりますので、ＪＲ東京総合病院でも以前から禁煙外来を行っております。

現在では、ニコチンの含まれた貼り薬、ガムのほかに、ニコチンが含まれていない経口薬も出されています。

次のような条件を満たす人は、健康保険が適用されます。

イ　たばこ依存症のスクリーニングテスト

（ＴＤＳ：表６）でニコチン依存症と診断された人

ロ　１日の喫煙本数×喫煙年数（ブリンクマン指数）が２００以上の人

ハ　ただちに禁煙することを希望する人

ニ　「禁煙治療のための標準手順書」にのっとった禁煙治療プログラムについて説明を受け、そのプログラムへの参加を文書で同意した人

ブリンクマン指数とは、１日の喫煙本数×喫煙年数で求めた数字をさします。たとえば、毎日20本の喫煙を20年続けたとすると、20×20で４００となります。ブリンクマン指数が４００以上では肺がんが発生しやすいと言われ、６００以上の人は肺がんの高度危険群と言われています。

また、１２００以上では喉頭がんの危険性が極めて高いと言われています。

表6　たばこ依存症スクリーニングテスト

下記の質問を読んで、あてはまるものに○を付けましょう。

1	自分が吸うつもりよりも、ずっと多くたばこを吸ってしまうことがありましたか。	はい	いいえ
2	禁煙や本数を減らそうと試みて、できなかったことがありましたか。	はい	いいえ
3	禁煙したり本数を減らそうとしたときに、たばこが欲しくてたまらなくなることがありましたか。	はい	いいえ
4	禁煙や本数を減らしたときに、次のどれかがありましたか。（イライラ、神経質、落ち着かない、集中しにくい、ゆううつ、頭痛、眠気、胃のむかつき、脈が遅い、手のふるえ、食欲または体重増加）	はい	いいえ
5	問4の症状を消すために、またたばこを吸い始めることがありましたか。	はい	いいえ
6	重い病気にかかったときに、たばこはよくないとわかっているのに吸うことがありましたか。	はい	いいえ
7	たばこのために自分に健康問題が起きているとわかっていても、吸うことがありましたか。	はい	いいえ
8	たばこのために自分に精神的問題が起きているとわかっていても、吸うことがありましたか。	はい	いいえ
9	自分はたばこに依存していると感じることがありましたか。	はい	いいえ
10	たばこが吸えないような仕事やつきあいを避けることが何度かありましたか。	はい	いいえ

はい＝1点　いいえ＝0点

合計　　　　点

合計点数が5点以上をニコチン依存症と診断します。

第2章

鉄道医への道のり

I　医師への動機

ところで、人はどういった動機でその職業を選ぶのでしょうか。誰でもその職業を選ぶにはそれなりの理由があるのでしょうが、特に、英語でprofessionといわれる医療職や、司法職あるいは教育職などになろうとするのは、それなりの動機付けがあったと考えるのが一般的なのではないかと思います。

さて、自分自身が医師の道を志した動機はどうだったのか、また、どうして鉄道医の道へ進むに至ったかを、少し振り返ってみたいと思います。

一　揺籃期

私は、昭和15年（1940）10月8日、鹿児島県始良《あいら》郡牧園《まきぞの》町（現、霧島市牧園）で父、豊と母、花子の4子四男として生まれました。ちょうどその年は、皇紀（神武天皇暦）2600年に当たり、11月10日には宮城《きゅうじょう》（皇居）前で5万人が参加する盛大な祝賀行事がなされたといいます。「金鵄《きんし》輝く日本の榮《はえ》ある光身にうけて、いまこそ祝へこの朝《あした》紀元は二千六百年、あゝ一億の胸はなる」と、奉祝国民歌にあります。

また、零式艦上戦闘機は紀元2600年につくられたので、それにちなんで名付けられました。

一方、Web上の中西正和歴史年表を開いてみますと、あのジョン・レノンは、私の誕生日の翌日に生まれたことがわかります。また、同じ10月にチャップリンの映画「独裁者」が、そして、翌月にはディズニーの「ファンタジア」が公開されています。ちなみに、チャップリンは、この映画が原因でレッドパージ（共産党員やその同調者の公職や企業からの追放）に遭い、アメリカを追われたのです。

鹿児島県で出生したわけですが、その地に元々縁があったわけではなく、父が農林省に勤めていて、3～4年おきに転勤を繰り返した結果、北海道の北見郊外の牧場から日本を縦断して鹿児島の牧場へと転勤して来たのです。

当時は旅客機はなく、もちろん新幹線があるわけもないのですから、3～4日かけての5人家族の転勤は大変だったろうと思います。

私の名前、隆志の由来も鹿児島の英雄、西郷隆盛からもらったものだそうですが、最初は隆の1字だったのだそうです。しかし、父方の祖父が、「隆盛でも、その半分では……」と言ったとかで、「隆盛の志を継ぐように」と隆志となったのだそうです。他の兄弟はすべて1字名なのにと、自分だけ2字名であることに、幼いときからなんとなく違和感を感じていたことを覚えています。

もっとも、本人は隆盛の志を継ぐどころか、似ているのは腹が出ているくらいのもので、いたって小心者なのは、親の思いに応えられない親不孝者のそしりを免れないでしょう。

日本は、昭和16年（1941）12月8日に太平洋戦争に突入したのですから、当時は、国威高揚、戦意高揚の真っ盛りであったことでしょう。

牧園は、井筒親方（逆鉾《さかほこ》）、錣山《しころやま》親方（寺尾）、陸奥親方（霧島）の出身地で有名ですが、馬産地でも有名なようで、当時は軍馬の育成に力を入れていたのだと思います。しかし、生後3年足らずで、また、日本を縦断し北海道は帯広郊外の牧場へと転勤になった父に伴われて転居となりました。幸い、母の里は滋賀県であったので、途中、しばらく滞在できたようですが、4人の子どもを抱えての長旅は想像をするだに大変だったことだろうと思います。

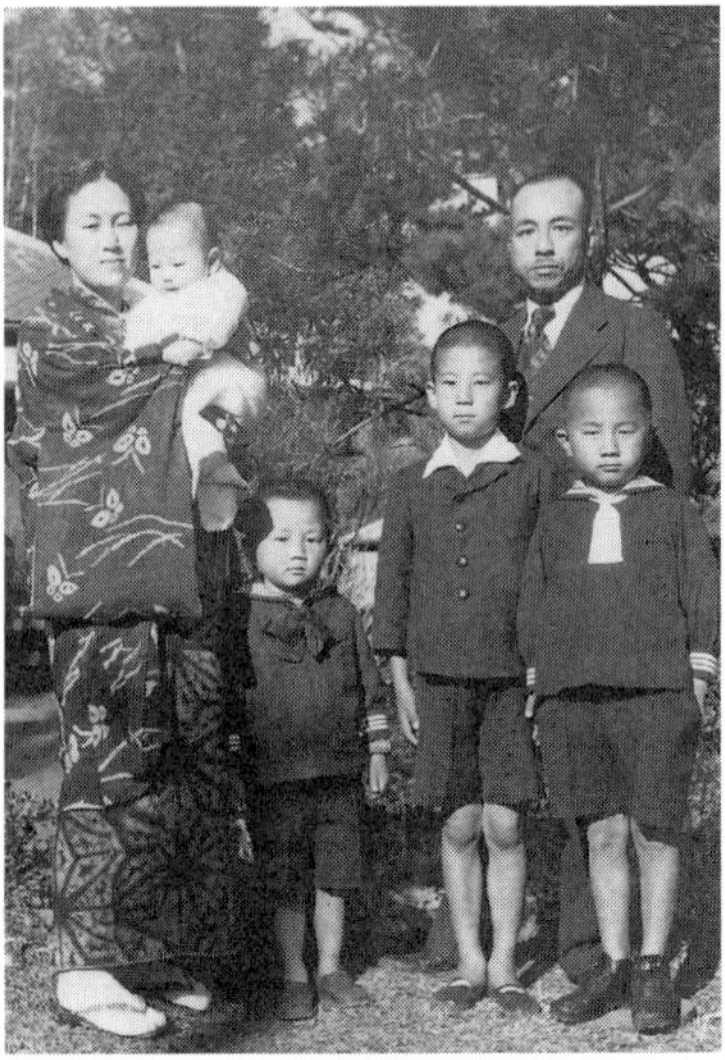
場長官舎前で。母に抱かれているのが筆者

　戦争のさなかに、また当時では地の果てともいうべき根室支庁別海村西春別というところに大牧場が新設されて居を移し、小学校入学はそこで迎えました。

昭和20年（1945）8月15日の玉音放送は、どこで聞いたのかもちろん覚えていませんが、その頃、広大な牧草地に突っ立って、皆で一緒に、大きな落日をいつまでも眺めていたことをかすかに覚えています。

さて、その根室種畜牧場は広大な牧場であり、その場内に羆《ひぐま》退治のアイヌの人たちが本当に粗末な小屋に住んでいたことや、イヨマンテ（熊祭り）の彼らの踊りや花矢を射掛ける姿、犠牲になった羆の血液を我が家に届けてくれたことなどは今でも忘れていません。また、牧場の敷地内にあるトロッコに皆で乗って坂を転がり降りているうちに転覆し、下敷きになったことや、ミツバチにおそわれて、頭中を刺されたこと、冬に凍った川から氷を切り出して、氷室におがくずをまぶして保存していたことなどを断片的ながらも覚えています。

当地は、雪はそれほど積もらないものの、冬はそれこそ厳しい寒さで、夜中に立木の中の水分が凍って割れる「バーン」という音が聞こえたりしたものです。

濡れた手で金属を触ると、ぴたっと凍り付いてとれなくなることもありました。ある日、父の事務所の金属で出来ている階段の手すりをどういう理由かわかりませんが、舐めていて舌がぴたっとくっついて往生したことなども苦い思い出です。

そして、今でも覚えているのは、その極寒の地にある私たちの住まいの場長官舎には、本州と同じように濡れ縁があり、縁側の先に便所があったことです。もちろん、冬は凍り付いて縁側のガラス戸は開けることなど出来るわけありません。公務員宿舎は全国共通の仕様だったのでしょう。現場を知らない官僚組織の弊害はそんなところにも現れていたのです。

牧場の周囲は広大な畑に囲まれていながら、米は全く育たない土地でした。馬鈴薯、カボチャ、飼料用のトウモロコシ、蕎麦などしかとれません。畑の大根が地表に顔を出した部分は青く、わずかに甘みがあるのをかじりついたりするのが、口に出来る唯一の甘みでした。当時はカボチャが主食のため、皆が柑皮症になり、握った手を開くと手のひらは真っ黄色に染まったものです。

同年齢の人たちは、きっとそうでしょうが、つい最近までカボチャは見るのもいやでした。なにしろ一生分は食べてしまったような気がしていました。それなのに、終戦後、進駐軍から放出された焼きリンゴやパインアップルの缶詰の甘さは強烈で、何かかえって残酷さを感じたりもしました。

皇紀
神武天皇即位紀元の略称。国家としての日本の紀元を神武天皇の即位として、そこからの暦年を示す。

戦前では、元号の他に皇紀が使われていて、紀元○○年というと皇紀を意味していた。

　皇紀は、明治5年（1872）に制定され、西暦前660年に始まるとされた。元号は明治以後は天皇の即位で変わるのだが、その昔はめでたいことや災いなどによっても変えられた。たとえば、光明天皇時代にも、1848年から1865年までの間に、嘉永、安政、万延、文久、元治、慶応と6回も改元されている。こういったことでは、一貫した歴史評価に不便なこともあって紀元が使われたのであろう。

　昭和15年（1940）は、皇紀でいえば紀元2600年にあたり、国威発揚の必要性もあり、紀元2600年式典が盛大に祝われた。また、大日本帝国海軍の零式艦上戦闘機は、紀元2600年に造られたので、「零」と名付けられた。一方、大日本帝国陸軍では、「百式重爆撃機」、「一〇〇式輸送機」などと零ではなく百を用いている。また、通称「隼」と呼ばれる陸軍の戦闘機は、紀元2601年に造られたので一式戦闘機とされた。

　しかし、「古事記」や「日本書紀」に記されている神武天皇は、史実ではなく神話の世界であって、紀元前660年に神武天皇が即位し、日本国が形つくられたというのには根拠がないとされる。

柑皮症

　柑皮症の「柑」は「蜜柑」が由来で、皮膚が蜜柑の皮と似ているからとか、蜜柑をたくさん食べると、皮膚が黄色くなるのでそう言われるのだという説がある。

　原因は、黄色い色素であるカロチンの過剰摂取のためである。カロチンの多い食物は、蜜柑、ニンジン、カボチャなどだが、戦時中の食料難の時代は、蜜柑などを食べられることはほとんどなく、また品物の流通自体が滞っていたので、当時の柑皮症の原因は、もっぱら、どこでも取れたカボチャが原因だった。子どもたちの中では手を強く握って、その黄色の濃さを自慢しあったりすることもあった。皮膚が黄色くなるのは、肝機能不全、胆汁排泄障害などの「黄疸」があるが、その区別は、黄疸では目の角膜も黄色く染まるのに対して、柑皮症では角膜が黄染しないので容易に区別される。治療は、カロチンの多い食物の過剰摂取をやめることである。しかし、敗戦後の食料難は、それが許されなかったのである。

二　小学生時代

小学校は、1年生は左の壁、2年生は右の壁といった複式学級でした。降雪量はそれほどではないのですが、寒さは厳しく、風も強くて吹きだまりになり、児童が吹雪に巻き込まれて校門のすぐ近くで亡くなったこともありました。

児童は弁当箱を持って登校するのですが、その弁当箱を入れる袋は兎の毛皮でつくられ、毛を内側にして凍り付かないように工夫されていました。しかし、その弁当箱には、もちろん米飯は入ってはいません。蕎麦粉のパンがあれば最高というくらいでした。

入学したときに教科書が、片仮名から平仮名へと変わりました。また、兄たちが、それまでの教科書の一部を墨で黒々と消していたことも覚えています。それは、敗戦前の軍事教育とされるような箇所は戦後の教育にはふさわしくないと、自主的に自治体の指導で生徒に消させ、文部省も追認したのです。

今、考えてみますと、間違いを消してしまってなかったことにする行為は、過ちを正しく検証する大事な機会を失ってしまったのではないかと思います。

それまで、正しいこととして教えられていた教科書の内容に関して、ある日を境に突然間違いだから消してしまえと言われた子どもたちは、大人を信じられなくなっても仕方がないようにも思います。そして、このことはGHQ（General Headquarters：連合国軍総司令部）からの命令に従ったのではなく、日本人が自発的に行ったのですから、余計悲しくなります。

しかしながら、私自身は都会から遠く離れた辺境の地にいたためか、敗戦でもそれほどの変化はなく、強い人間不信には陥らないですんだと思います。

その後、独占禁止法にも関係してという話だったのですが、マッカーサーの名により大きな国営牧場は閉鎖となり、父はそれを契機に農林省を辞めて札幌へと転出しました。それは私が小学校3年生の頃でした。父は動物好きで、犬も飼っていたのですが、後にグレートデンという大型犬に「マック」と名付け、いつも命令して従わせていたのはその反動でしょう。

転校した小学校は、給食モデル校とかで、給食がありました。ララ（LARA…Licensed Agencies for Relief in Asia…アジア救援公認団体）物資の脱脂粉乳で栄養学的には助けられたのでしょうが、臭いや味に慣れずなかなか飲むことができずに苦労したことも覚えています。

そして、米国からの視学官が学校を訪れたときに、壇上に並んで座る彼らに対し、生徒一同整列して感謝の歌を歌わされたことは、子ども心に大きな屈辱の歴史として残っています。

米国に対して、なんとなくこだわりがあるのはそんなことも影響しているのでしょうか。

当時は、列車の移動などのときには、大きな注射器のようなもので袖口、首筋などから白い粉末のＤＤＴが吹き込まれ、また髪の毛にも撒かれて真っ白になったものです。発疹チフスを媒介する衣ジラミや毛ジラミを排除するためですが、効果は抜群であったものの、発がん性が高い薬剤として現在は使用を禁止されているのですから、何か複雑な気持ちにさせられます。

そのころは、子どもの数が多く、小学校も生徒であふれ、新設校が出来ました。その新設校に小学校5年生のときに転校させられました。そのときに仲のよかった級友に誘われて、時の教育大学の付属小学校の編入試験を受けたことがあるのですが、結果は彼一人のみが合格しました。それは、私が受けた入学試験に類似するものでは唯一の不合格の経験でした。

新しく移った学校では、格好のライバルが出来て、しょっちゅうけんかをしていたことや、図工の時間に些細なことで揶揄され、激昂して絵の具皿を投げつけたところ、新築校舎の真新しい白壁を様々な色に染めてしまったなどといった、苦い思い出もあります。

LARA物資

LARAとはLicensed Agencies for Relief in Asia（アジア救援公認団体）のことで、1946年にサンフランシスコ在住の日系人、浅野七之助らが設立した日本難民救済会が母体だった。しかし、占領下の日本への物資輸送には、大きな困難が伴い、米国キリスト教団体やE・B・ローズ女史の尽力が大きかったのである。ちなみに彼女は、当時の皇太子の英語教師であったヴァイニング氏の後、皇族方の英語教師を務められた。

援助は7年間で400億円に上るとされている。実際は日系人の寄付によるところが大きかったのだが、GHQの意向により、アメリカからの援助物資として配布され、日本人の関与は伏せられた。救援物資は、食料（米、麦、小麦粉、大豆、大豆粉、小豆などの豆類、脱脂粉乳など）、衣類、サントニン（駆虫駆除剤）、抗結核剤、ビタミン剤、裁縫道具など多岐に渡っていた。救援物資の配分に当たっては、「公平」「効果的」「迅速」の三大モットーにしたがって行われた。

自分自身は小学生だったのだが、大きな円筒型の段ボールに入った脱脂粉乳をその味とともによく覚えている。脱脂粉乳に慣れていない子どもたちには、不評であったが、飢えは救われたのである。

三　中・高生時代

中学校は、かなりの教育ママであった母のすすめで、比較的程度の高いとされる学校へ越境入学をしました。その学校へは歩いて1時間半ほどかかり、夏は自転車、冬は歩いて通学していました。しかし、春になって、通学路に沿って並んでいたリンゴ園から漂ってくる、むせるような花の香りは忘れられません。そしてホップ畑からは別の香りが流れてきていました。

当時の中学校で、記憶に残っているのは教師の激しい体罰でした。また、いじめられたという記憶はないのですが、けんかは絶えず、ある日、けんかの最中、本当に人をあやめてしまう危険性を感じて、それ以来自分から人に手を出すことはしないと己に誓い、争いを避けるようになりました。

そして、この中学校には、昭和35年（1960）10月2日に日比谷公会堂で行われた3党首演説会場で浅沼稲次郎社会党委員長を銃剣で暗殺した17歳の少年、山口二矢も一時在籍したことがあることを後で知りました。

高校は、同じように越境入学でした。そこで、付属小学校を一緒に受けて合格した小学校時代の級友に再会しました。2年生前半までは比較的成績も良かったのですが、担任から同じ高校を卒業した2人の兄と成績を比較されたりしたのをきっかけに、「大学受験などしない」と決め、そのときから成績はみるみるうちに落ちていきました。しかしながら、すぐ上の兄が「お前が大学に行かないのなら、俺がもう一度行くかな」と言うのを聞いて、「それはないだろう」と思い、発憤して受験勉強を始めました。

とはいっても、どの分野が向いているのかわからず、漠然と理工系にしようと思ってみたものの、入試には物理・化学が必須なのを願書を出す時点で知る始末で、浪人は仕方がないとあきらめていました。しかし、再会した旧友から医学部を受けないかと誘われ、入試も生物で受けられると聞いて、「どうせ、落ちるなら、倍率の高いところの方が格好良い」などと、受けてみることにしたのです。

そのときの受験番号は、どうしたわけか1番でした。一緒に受験した旧友は身体も弱かったためもあり、医者になりたいと思ったのでしょう。それなのに、まことに不思議なことに、自分一人が受かってしまったのです。

合格後、ある女子生徒から「良い医者になるように」と激励の手紙をもらい、赤面・当惑して、「そんな立派な動機から医学部を受けたのではない」と弁明の返事を書いたことを覚えています。

四　大学生時代

大学は、まさに安保問題など学園闘争華やかなりしときで、当時の全学連委員長は同窓の唐牛健太郎氏でした。授業は休講になることも多く、学校へは行くものの、そのまま仲間と雀荘へ直行することも多かったのでした。もっとも、仲間の小遣いを増やす役目を果たす方が多かったのですが……。

もちろん、雀荘に通っていただけではありません。安酒を飲みながら、マルタン・デュ・ガール作「チボー家の人々」という長編小説に出てくる主人公ジャックが、戦場で毒ガスを吸って倒れることについて、「犬死に等しい」、いや「違う」などと皆で夜を徹して語り明かしたりしたこともあったのです。

私たちの時代は、最初、医学進学課程に入学し、2年の教養部の間に一定の単位を取得した上で、医学部に進学を許される制度になっていました。教養部の2年間は、総合的な授業を受ける、つまり高校の延長のような部分もありました。この間、医学部を選んだ動機が不純だったこともあって、本当に医学に進んでいいのかずいぶん悩んだものです。

当時、同窓の木原均が小麦の原種、タルホ小麦を求めてマナスルへ出かけたのですが、そのときの記録映画を見て、理学部植物学に移ろうかと真剣に考えたこともありました。それでも、生来のものぐさから深く考えることもなく、流れに任せて医学部へ進学しました。

しかしながら、今になって思うのは、この教養部時代は、時間的余裕があり、医学以外のことにも興味を広げることが出来た良い期間だったと思います。たとえば、後に東京工業大学に移られた永井陽之助先生の政治学の授業は明快で、門外漢にも心地良いものでした。今でも心の片隅に残っている言葉では、「本来労働組合は経済闘争であるべきなのだが、日本では政治闘争に走ってしまうところに、問題がある」があります。当時、日教組運動や総評などの労働運動華やかなりしときでしたので、特に記憶に残ったのかも知れません。

彼は当時、北海道大学法学部の助教授だったのですが、戦略なき日本の政治の中で、現実を直視し戦略的に国家運営をするように説いたリアリストだったように思います。

彼も平成19年（２００７）12月30日に84歳で亡くなられたとのことですが、専門外の私たちにも、教養部という枠の中で影響を与えてくれたのは有り難いことだったと思います。

そして、教養部がなくなりいきなり専門領域に進むようになった最近では、「今の大学生に一番欠けているのは教養である」というのも頷けるような気がするのです。

さて、医学部に進学すると、まず洗礼を受けるものに人体解剖があります。最初は人体の骨格標本を直に手に取って各部の名称を知り、そこにどのような筋肉が付着しているのかなどを覚えていきます。

医学部の講義の多くは階段教室で行われました。昼食時間などは、弁当をその階段教室で広げるのが常でしたし、机の上に落としたご飯粒を拾って食べたりすることに何も抵抗は感じませんでした。しかし、解剖の講義が始まって、その机の天板に人骨をぽんぽんと無造作にのせられたときは、ちょっと気持ちが落ち着かなかったものです。

そして、直接ご遺体を解剖させていただく実習が始まりました。私たちの時代は、一体のご遺体を6人で解剖させていただくのですが、なにしろ初めての経験ですから、緊張もしますし、戸惑いも多いのです。

最初の解剖実習の後は肉類を食べられないとされてもいました。そこで、度胸試しみたいな話ですが、解剖のグループ6人で、その実習の後、焼き肉を食べに行ったりもしました。頭部の受け持ちはもちろん上座に座るのです。結果は、気持ちが悪いと食べられなかった人間は女性を含めてその中にはいませんでした。

学生時代の出来事として思い出すのは、昭和35年（1960）6月15日に国会前のデモに参加していた樺《かんば》美智子さんが亡くなったことです。当時は、安保改定の中身はそれほど知らなかったのですが、何か駆り立てられるものを、学生たち皆で共有していたように思います。

そして、私の周囲には、安保によって日本は米国の属国に成り下がってしまうのではないかという危機感めいたものもあったように思います。

ところで、医学部4年のときに仲間と鹿児島から船に乗って沖縄に行ってみることになりました。当時は、沖縄は米軍に占領されていて、本土から沖縄に入るのには、身分証明書を携行する

— 1 —

写　真

村山隆志

所持人自署

— 2 —

第146785号

本証明書添付の写真及び説明事項に該当する
日本人　村山隆志　は
観光の目的で南西諸島へ
渡航するものであることを証明する。
この証明書は本邦に帰国するまでの間有効
である。

昭和39年2月21日

内閣総理大臣　池田勇

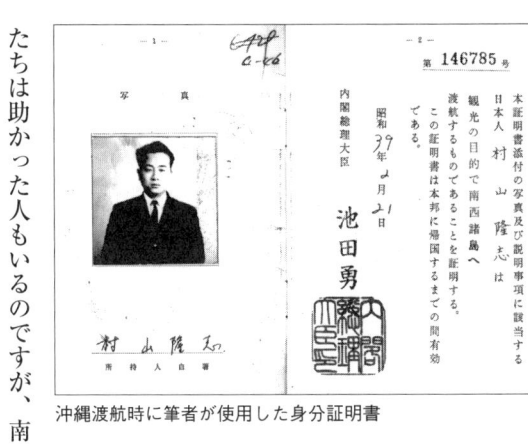

沖縄渡航時に筆者が使用した身分証明書

ように義務づけられていました。鹿児島からの船は青函連絡船よりもずっと小さく、湾から外へ出たとたんに大揺れで、初めて船酔いを体験したものです。

沖縄では、総督府から続く通り（現在の国際通り）が開けていて、奇跡の1マイルなどと呼ばれていました。通貨は昭和33年（1958）まで使われていた米軍の軍票（B円）からドルに変わっていました。白砂で景色の良い海岸には、鉄条網が張られ、「沖縄人と犬は入るべからず」的な看板が貼られてもいました。

沖縄は、日本で唯一地上戦の行われた場所で、最後まで占領体制の残された場所でもあります。本土では10月10日は体育の日ですが、沖縄では大空襲の日で、北へ逃げた人たちは助かった人もいるのですが、南へ逃げた人はほとんど助からなかったそうです。

自決する前に、太田実中将が海軍次官へ宛てた電報では沖縄県民の戦いぶりを知らせた後に、「沖縄県民斯ク戦ヘリ　県民ニ対シ後世特別ノ御高配ヲ賜ランコトヲ」と結ばれています。後に残された私たちは、そのことに思いをはせるべきではないかとも思うのです。

昭和38年（1963）11月23日には、衛星を使った最初のテレビ放送中継（宇宙中継と言われていました）とケネディ大統領暗殺事件の報道が重なったこともありました。ほぼリアルタイムにアメリカでのショッキングな出来事が日本にも放送されるのですから、時代の変化と将来に対して漠然とした不安を感じたものです。

ケネディ亡き後、副大統領のジョンソンが昇格したわけですが、昭和40年（1965）、トンキン湾事件を契機に米軍の北ベトナム領爆撃が始まり、アメリカはベトナム戦争へと駆り立てられていくことになりました。

日本では、作家の小田実を代表とするベトナム平和市民連合（ベ平連）が、ニューヨークタイムスとワシントンポストに全面反戦広告を出したりと積極的な活動をしていました。

私が覚えている小田実氏の言葉は、「コロンブスがアメリカを発見したと、教科書には書かれているが、アメリカにはそれ以前に先住民が住んでいるのであり、彼らは侵略されたのだ」ということです。

アメリカを発見したという言い方は西欧人の見方で物を言っているのであり、アメリカそのものの歴史は無視されている事実にはっとしたものです。それ以来、歴史は、どの視点で考えるかで、事実が大きく異なってしまうのだということを忘れないようにしようと思っています。

お隣の中国は、文化大革命の嵐の最中でした。紅衛兵につるし上げられる文化人、手に小さな赤い表紙の毛沢東語録を持って行進する紅衛兵、それを閲兵する人民服の共産党幹部たち。まだ、今から遡ること50年も経っていない時代のことなのですから変われば変わるものです。

その頃の標語に、「造反有理」、「批林批孔」などがありました。造反有理とは、秩序を壊すことに意義があるという意味で、この思想は、後の日本での学生運動などにも繋がっていったのだと思います。批林批孔は、失脚した指導者、林彪や孔子および儒教を否定しさることで、始皇帝の焚書坑儒にも似た行いでした。

悲しいことに日本にもそれに同調する人たちが、特にマスコミ社会にも存在して、中国の原爆実験に関して「中国の原爆はきれいな原爆だ」などと言い出す者もいたのです。

今振り返ってみますと、造反有理は、ある意味では一理あったのかなとも思うのですが、日本では壊した後何も作り出してこなかったのではないかと思います。

歴史観も、その視点を明確にして判断するのでなければ、誤った知識を一方的に次の世代に押しつけてしまう恐れがあるのだと思います。

後に関わり始めた精神療法の世界でも、「同じ屋根の下に生活をしていても、同じ過去を共有しているとは限らない」といいます。つまり、家族は一緒に生活していても、その家族構成員それぞれが、記憶に残す歴史の断片はそれぞれ異なっているのです。家族という小さな単位でもそうなのですから、国・民族という大きな組織でも同じようなことが起きるのは当然でしょう。

その意味では、解釈をせず事実だけの記載・集積が歴史にとって必要なのかもしれません。

それにしても、毛沢東語録を抱えて無麻酔で脳の手術をする画像や、人民服一色に染まっていた天安門広場の画像が放映されていた中国を知っている者にとって、今日の姿への変わりようは、何か信じられないことのように思います。

しかし、私たちも歴史を忘れることなく、その事実から様々なことを学ぶべきなのでしょう。李志綏著「毛沢東の私生活　上・下」（文藝春秋社）や高文謙著「周恩来秘録」（文春文庫）などが中国でも売られ、読まれる時代が早く来てもらいたいものです。

B円

米軍に占領されていた沖縄県や奄美群島で通貨として用いられていた米軍の軍票で、1945年から1958年9月まで使われていた。

英語では、"Type "B" Military Yen　あるいはB-yenなどと表記された。A円もあったようだが、もっぱら米軍基地内での使用に限られていたようである。

米軍に占領された直後の沖縄では、どの通貨も流通しておらず物々交換が行われていた。しかし、1946年4月に米軍が発行する軍票（B円）が公式通貨とされた。その後、日本円の流通も認められたが、アメリカの恒久的統治が決まり、1948年7月からはB円が沖縄で通用する唯一の通貨と定められた。B円には貨幣はなく全て紙幣で、ほぼ真四角の10銭、50銭、1円、長方形の5円、10円、ドル紙幣に似た20円、100円、1000円の紙幣があり、その全てにBと大きく書かれていた。最初は、1円＝1B円の公式レートであったが、1950年4月には3円＝1B円、1ドル＝120B円とされた。しかし、実勢の通貨価値は、1B円は1.8円くらいであったとされる。B円の流通は1958年に終わり、本土に復帰する1972年5月15日まではドルが用いられていた。

五　インターン時代

その当時、医学部の卒業生は年間3000人と言われていました。そして、医学部を出てから1年間は、様々な診療科で実習を受けるインターンという修練期間を経た上で、国家試験を受験する資格が得られることになっていました。

このインターンの期間は、原則として無給で、決められた研修カリキュラムもなく、安価な医療労働者として使われるといった面もあったのです。いかにも中途半端な存在であるインターンをなんとかして欲しいという運動が方々でわき起こりました。そして、全国的なインターン闘争へと発展していきました。

それはさらに青医連運動（青年医師連合運動）として、全国的に燎原の火のように広がり、各地で吹き荒れ、医学部を卒業した我々も大学立てこもりと称して、全ての医学生は大学病院のみでインターンをしようということになりました。

ある日、京都のある寺に全国の代表が集まって、全国の希望者を各大学に振り分ける作業をしたことも、今では懐かしい思い出です。これは今の研修医制度でいうマッチング（研修を希望する研修医と研修を受け入れる病院との双方の希望に沿って組み合わせを行うこと）の走りといえましょう。

根っからのノンポリの自分がなぜ代表となって仲間の一人と一緒に京都へ行ったのかその理由は思い出せません。しかし、この世代の人たちとは大学の垣根を越えた連帯感めいたものを今でも感じられます。

また、はっきりした理由は思い出せないのですが、東北のある医科大学に話をしに行ったこともあります。そういったことは「オルグ」と呼ばれていました。その大学の教授の多くはある有名大学の出身者で占められていて、その大学の所在地と同じ県のインターン指定病院の院長も同じ有名大学の出身者で、おまけに県会議員なども兼ねていることが多く、インターン生の定員などを決めることなども、彼らの意のままにされてしまうのだなどという話を聞いたこともありました。

そして、1年のインターンを終えたのですが、その当時は、自分で診断をつけ、自分で治療が出来るのは、婦人科と泌尿器科ではないかと思っていました。つまり、自分で診断をつけ、自分で手術をして自分の目で、その判断が正しかったかどうかを確かめられる、内科的要素と外科的要素を兼ね備えた専門科は、その2科に代表されると思っていたのです。またその一方で、新しい診療科の形成外科も「医者らしくなくていいかな」と魅力を感じていました。

それなのに、なぜ小児科を選んだのか、その理由は漠としてはっきりしません。子どもは嫌いではありませんでしたが、強いていえば、同期に誘われて小児科の医局に顔を出し、居酒屋で先輩連中から安酒をしこたま飲まされて、見事な二日酔いになったときに決めさせられたような気がします。

Ⅱ　小児科医として

一　新人時代

皆さんご存じかも知れませんが、医者になった最初は無給が原則でした。3カ月間大学病院の小児科で基礎的なことを教わったのですが、その間、今はない炭鉱病院に1週間、学会出張をしている先輩の留守番に行って得た報酬、5000円が唯一の収入でした。

いや他に乳児健診などの臨時収入が時にあったように思います。乳児健診では、当時は栄養面が十分でなかったこともあり、まるまると太った乳児が、健康優良児として表彰される時代でした。今では肥満予備軍と指摘されるかもしれません。

賃金がもらえる医者になって最初の赴任地は函館でした。赴任したその日の夕食に寿司屋へ入りました。皆から函館は寿司が安くて旨いと聞かされていましたので、病院の前の小さな寿司屋へ入ってみたのです。ポケットの金で、もしも足りなかったら「病院へ付ければいいさ」などとうそぶいてはいたのですが、懐中にある全財産は五百円札1枚でしたので心細く、それほど腹が一杯になるほどは食べられませんでした。でも、確か勘定は300円くらいで、いっぺんに函館が気に入ったのでした。

小児科の陣容は部長と新人である自分の2人のみでした。毎日の業務は、朝、一番に部長の診察室で病室の患者さんの経過を記した温度板を持参して、前日の経過を説明し、指示をもらうことから始まりました。

外来は、部長が担当ですが、毎日100人を超える患者さんたちを診なければなりません。とても、何かあってもすぐに相談に行ける雰囲気ではないのです。

そして、大学医局から赴任するときに、医局長から渡された手紙を部長に差し出すと、彼が一通り目を通した上で、読んでみろと私に手渡してくれました。そこにはこう書かれていました。

「小児科全般に関して一通りのことは教えてあるのでお聞き下さい」

冗談ではないのです。確かに大学病院では末期の重症患者も受け持たされ、死亡診断書の書き方なども習いましたが、しかし手技全般をたった3カ月で身につけられる訳はありません。大体、大学病院には専門家がぞろぞろいて、いつでも相談できますし、一応は大学病院という権威の後ろ盾があるのですから、新人といえども、それなりに患者さんやご両親から信頼されもするのです。でも、この病院は総合病院とはいえ、小児科医は2人しかいないのですから自分自身が考え決断を出さなければなりません。本当に大変でした。

当時は、ウイルス性の髄膜炎が大流行していて、患者さんは、外来・入院とも多く、他科の病棟のベッドも借りて入院させねばならない始末でした。また、重症例も少なくありませんでした。甚だしいときには一晩に3人看取ったこともあります。2人の医師で3人を看取るのですから、ひどいものです。

患者さんの中には、青森から海を渡って来られる方もありました。下北半島の大間《おおま》などからは船で海を渡って函館へ来られる方が近いこともあったのです。そういう人たちは布団を抱えて来られるのでした。

宿舎は病院の敷地内にある木造2階建ての2階にある6畳間1室で、備えられている備品は座り机と掃除用のバケツ1個という有様でした。そして、電話は引かれていません。病室で急変した患者さんが発生すると、夜勤の看護師が病室から宿舎へわざわざ呼びに来なければならないのです。

ある日、頭に来て「こういう状態だから急変に対処できないではないか。大体、看護師が持ち場を離れねばならないこと自体問題である」と激しく副院長に迫ったことがあります。そうしたら、その翌日、院内電話が病室と私の部屋に繋がりました。あまりにも簡単に設置されたのに、もう一度腹を立てたことを覚えています。

しかしながら、その後毎晩のように電話で起こされることが続きました。しばらくして、院内電話を設置していなかったのは、病院側の親心だったのではないかと後悔したものです。この間に、電話が鳴ると反射的にすぐに受話器を取り上げる習慣が付けられてしまい、それは今でも続いています。

それでも若かったのでしょう、仲間と連れだって良く飲みに行ったものです。その頃は結構へビースモーカーでもありました。夜中にたばこを切らしたときに、函館山の麓にあった造船所の函館ドックは24時間勤務だから、そのそばのたばこ屋が開いていると考え、タクシーを飛ばして買いに行ったりしたこともありました。自動販売機はなかった時代なのです。

ちなみに、その頃は給料ではなく謝礼という形での賃金でした。一般のサラリーマンの初任給よりは高かったのだと思うのですが、1年少しいて、持ち帰ったものはステレオセット1台とカメラ1台、靴1足でした。

しかしながら、先輩の中には、借金をし、それをお母さんが始末して回ったという人もいたのですから良い方なのだと思います。

それでも、この忙しい病院では多くの患者さんと関わることが出来、はしかの恐ろしさや、小さな見落としが大事に繋がる恐ろしさなどを知ることが出来ました。医師になっての最初の1年に経験することは重要だと思います。当時の患者さんや病院の仲間たち、上司には大変感謝しています。

1年少しそこにいて大学へ戻り、一応、研究グループは細菌斑に所属し、ブドウ状球菌の抗生物質が効かなくなる性質（耐性）がどう遺伝していくかを研究テーマとすることになりました。

そして、1カ月ばかり、群馬大学微生物学教室にブドウ状球菌に寄生するウイルス（ファージ）

を使った、耐性遺伝研究の方法論を学びに行かせてもらったりもしました。

ここは大腸菌の耐性遺伝子であるRファクターを発見した教室で、細菌での遺伝学の進歩は大変刺激的で面白かったのですが、前橋の街の印象は、早い時間に街の灯が消えて暗くなることと、自転車や雷が多かったことが記憶に残っています。

やがてまた、大学へ戻り、3年上の先輩と組んで、彼のお父さんが病気療養中のため、その医院と根室市立病院の小児科を交代で掛け持ったこともあります。

根室では、市内でたった一人の小児科医ですから多忙を極め、外来では診療をし終わってカルテに処方を書き込むと、隣に座っている看護師がその内容を処方箋に書き写す。一方では、別の看護師が次の患者さんを脱衣させて椅子に座らせておくといった有様で、患者さんやご両親とゆっくり話をする時間などなかったのです。しかし、ここでも重症の結核性髄膜炎や赤痢の集団感染など、様々な経験をさせてもらえました。

根室は、水産資源の豊富な街でした。病院の給食で花咲蟹が出されたことがあるのですが、「旨い」と言ったところ、大きな花咲蟹が1杯丸のまま、夕飯ごとに出され続けたときには往生しました。どんなに美味であっても3日もすれば飽きてしまうものです。

大学病院では、化膿性髄膜炎や脳炎などの子どもたちと関わる機会が増え、救命は出来ても寝たきりになってしまう子どもたちとも関わることとなりました。そして、脳性麻痺、てんかん、精神発達遅延の子どもたちとも付き合うようになっていきました。

東京女子医科大小児科に3カ月ほど脳波の勉強に行かせてもらったこともありました。そして、小児神経学の日本での草分け的存在である吉倉博光先生の日大駿河台病院の外来に陪席させていただけたのは幸運でした。

先生は、フランスの小児神経学を修められていて、外来者の私たちにも本当に良くして下さいました。時には先生の運転する車に便乗して千葉大学脳神経外科との勉強会にも出席させてもらったり、本当に得難い経験をさせていただいたと思っています。

母校では、徐々にてんかんの子や脳性麻痺、重症心障害児などと関わることが増えていきました。そして、後輩の力で重症心障害児の親御さんたちの集まりをつくり、「ひまわり会」と名付けたりもしました。

僧帽弁狭窄症で主治医から、「子どもはあきらめるように」と言われたお母さんが必死の思いで産んだ子が、肺炎双球菌による髄膜炎・脳炎で寝たきりになってしまい、そして、水頭症となった女の子がいました。水頭症では、初潮などの第二次性徴が早期に発来することがあるのです。この寝たきりの子もそうでした。ご両親は、成長がいつまでも止まったままだと思っていたその子に、生理だけは早くに来たことで、この子にも時間が止まっているのではないことを否応なしに知らされてしまったのです。その事実を知って、ご両親の悲しみは倍加したのでした。

難治性てんかんと精神発達遅延を合併した子に健康な弟が生まれ、その子の発達をご両親が楽しみにしていたのに、その健康な子が交通事故で亡くなってしまったなど、本当に様々なドラマがありました。

寝たきりとなってしまった子どもたちからは、「生きるということの意味」を教わりましたし、親御さんたちからは、「人間としてのすばらしさ」を教わったように思います。いまだに、その当時知り合った数人の方々とのおつきあいは続いています。

Rファクター（R factor）

Rはresistant（耐性）、つまり薬剤耐性由来である。

病原菌が見つけられ、それに抗するペニシリンが発見されて以来、細菌感染症の歴史は細菌と抗菌物質とのせめぎ合いといえる。ある細菌に効果的な薬剤が発見されて、それが広く使われ始めると、その薬剤に抵抗する細菌（耐性菌）が生み出される。

我が国では、終戦後赤痢の大流行があり、小児期では重症の疫痢が大きな問題であった。しかし、一般にはサルファ剤がよく効いて流行を止めることが出来た。ところが、昭和31年（１９５６）に香港帰りの赤痢患者が罹患した赤痢菌は、そのサルファ剤はもちろん、ストレプトマイシン、テトラサイクリンなど多くの抗菌物質に耐性（多剤耐性）になっていることが判明した。

一方、多剤耐性の大腸菌と耐性のない赤痢菌を一緒に培養すると、赤痢菌はいっぺんに多剤耐性菌に変わることが判明した。この過程では、細菌の中に存在する耐性遺伝子が大腸菌から赤痢菌に移動した結果であることが認められた。

その遺伝子は、細胞の中で独立して存在していたり、またあるときは細菌の染色体に組み込まれるエピゾームによるものとわかり、群馬大学の三橋進および橋本一によりR因子と名付けられて、世界にその名称が広まった。

二　ドイツ留学時代

その後、縁あってフンボルト財団給費生として、当時の西ドイツのウルム大学へ留学しました。その留学の前に、今はなき在日西ドイツ大使館で面接を受けました。面接官が、「ドイツ語をしゃべれるか」と聞きますので、「いや、わからない。貴方は日本語を話せるのか」と聞き直しますと、彼は日本語を話せないというのです。

向こうはドイツに留学するのだからドイツ語を理解できるのは当然と思ったのでしょうが、こちらは、日本にいるのだから当然日本語を理解できるものと思っていたのです。

結局、両者にとっての外国語である英語で会話が成立しました。その結果、「普通は2カ月の語学学校での研修だが、お前の場合は4カ月はかかるだろう」ということになりました。

語学学校は、ゲーテ・インスティテュートというところで、コンスタンツ湖岸（ドイツ、オーストリア、スイスの国境に位置する湖。ボーデン湖ともいう）の小村にありました。そこでの同級生の中には、チェコ動乱（1968年）での亡命者もいました。彼らは国連発行のパスポートを持っているのでした。そして、フランスの男が自己紹介のときに堂々と、失業者と言うのにも些か驚きました。失業中でも、その期間内に一定の成果を上げられるような研修を積むと、それが自分の評価を高めることが出来るということのようでした。また、スイスからは女性の軍人が来ていましたが、彼女はイタリア語圏のスイス人で、公用語であるドイツ語をマスターしていないと上に上がれないようでした。

フランス人だったかイタリア人だったか忘れましたが、自殺をした女性が一人出て、彼女の自殺に対しての受け取り方が、国によって大きく異なるのも驚きでした。キリスト教世界では、自殺は大罪で教会の墓地には埋葬されないのだそうです。

他にもいろいろな国の人がいました。オリンピック関係の人、発展途上国の人など、ドイツ政府は様々な奨学金を出して、彼らをドイツ語研修に呼んでいたのです。

彼らには特別の義務はなく帰国後に、何らかのドイツ語にかかわる仕事に就いて欲しいということだけのようでした。しかし、語学を教えるということは、文化を教えることですし、シンパをつくることでもあります。ドイツ政府の取っている政策は戦略論的に正しいと感じました。

さて、語学研修もなんとか終え、ウルム大学に向かったのですが、教室で住まいを探すにはどうしたらよいのかを秘書に尋ねたところ、地元紙に住居を探していると広告を出せばよいというのです。それは私の能力からいってとても無理で、結局秘書たちが面倒を見てくれ、日本で言えばマンションの1室を無事借りることが出来ました。

しかし、その契約書は1冊の本くらいの分厚いもので、水を使える区画とか、午後10時から朝6時までは、音を出してはいけない、洗濯物は外に干してはいけないなど、こと細かに書いてあるのでした。持ち主は会社員で、ブラジルに転勤中の間を借りる約束となっていましたので、家具は全て揃っていました。後で運び出されてしまいましたが、ピアノもあって、それにはローソク立てが付いている年代物でした。

そこで、家族を迎えたのですが、娘は5歳、息子は3歳でした。その息子がはしゃぎすぎて転び、目の上縁を切ってしまったことがありました。そのときには、はす向かいの部屋のお婆さんに助けていただきました。彼女が車を運転して大学病院の救急室に連れて行ってくれ、私が日本からの医者だと紹介してくれたのです。そうしたら、傷を縫合してくれて、抜糸は自分でしてくれとメスを渡されました。そのメスは、フェザー（日本のフェザー安全剃刀㈱、ドイツ語ではフエーダー）のディスポ（使い捨て）でした。そして、診察料金は無料なのです。それは、ヒポクラテスの誓い（医学の始祖であるヒポクラテスが立てた誓い。西欧では医学部を卒業するときにその誓いを唱えることになっている）というのがあって、同業者は助け合うことになっていたからです。

ウルム大学の留学先のテーマは血液幹細胞で、白血球増殖因子の研究に組み入れられましたが、その前に、小児科臨床にも2カ月ばかりいさせてもらいました。

そこでも、いろいろ面白い経験をしました。下痢の子どもたちにすすめる治療食が米粥だったり、小学生の子どもを連れて来たチェコ人のお父さんから、その子にビールを飲ませてよいかと質問されたりもしました。実際、ビアホールなどで、大きなジョッキを前にして父と幼い子が互いにそのジョッキからビールを飲んでいる姿を見かけたりもしました。ビールは眠くなるので、子どもがよく寝られて良いのだと主張する人もいました。

この大学病院は、新しい方なのですが、病院には礼拝堂がありました。日本の病院に墨染めの衣を着た僧侶が出入りすると、縁起でもないと敬遠されるのでしょうが、法衣を着た聖職者も見かけましたし、入院患者や家族の人たちが折に触れて、祈る場所があるのは良いことだとも思いました。末期になると医療者の手を離れて聖職者に委ねられるのも、羨ましいと思ったりもしました。

医師は数人で秘書を雇っていて、ディクタホン（録音機）に患者さんの所見や報告書、紹介状などを吹き込んでおくと翌日にはタイプされているといったシステムには、羨ましさを感じることと大でした。

今では変わっていると思うのですが、日本よりも教授の権力は強大で、教授回診時に声を掛けてもらうのに100マルクなどという噂を聞いたりもしました。学長の公宅には屋内プールが付いているという話でした。

最初は、幹細胞の材料に骨髄血を使っていたのですが、そのうち、流産胎児の材料を使い始めました。それになじめず、自分は研究には向いていないことをつくづく悟らされました。

指導教授は、もちろんドイツ人ですが、精力的な人でした。彼は離婚しているとのことでしたが、いつも遅くまで仕事をしていました。秘書は2人いて、彼が吹き込んでおいたフランス語、英語、ドイツ語の論文は、いつでもタイプされて彼の手元に帰って来るようになっていましたし、出張するときは、切符の手配や飛行場でのレンタカーの手配など、ぬかりなくしてくれることになっていました。

ところが、ある日、彼が自動車事故に遭い入院したと聞きました。私の同僚に「大丈夫なのか」と聞くと、「大丈夫らしいけど、彼はアメ車なんかに乗っているから駄目なんだよ」などと、全く動じないのです。さすがに秘書は心配そうでした。病院に見舞いに行くと美男の彼の顔に大きな傷がありました。

そのときに、「なぜ教授ばかりが忙しいのか」と聞くと、「昔、ヨーロッパでの戦争は傭兵によるもので、兵隊はそれほど戦いに身が入らないのだ。でも、大将だけは頑張らなければならない」ということでした。

フンボルト財団は面倒見の良い財団で、1カ月間の研修旅行にも連れて行ってくれました。そのときに当時の西ベルリンにバスで東ドイツを越えて入ったのですが、西ドイツと東ドイツの高速道路の整備の違いや、建物の差などに目がいったものです。そして、東ドイツの高速道路でバスの調子が悪くなり、一時路肩に停車していたことがあったのですが、すぐに交通警察が駆けつけ、運転士と添乗者が職務質問めいたことを受けたのも、監視国家とはこういうものなのだなと思ったものです。

西ベルリンから東ベルリンにあるペルガモン美術館に皆で行ったときのことです。その境界で、持ち物検査をされるわけですが、所持金の申告と西ドイツの20マルクを東ドイツマルクに交換することが義務づけられていました。家内が、良いのがあったらコートでも買いたいなどと思って現金で２０００マルクを持っていたのですが、そう書いたところ別室に呼び込まれ、身体検査をされたり大変でした。その間、離ればなれにされるのですが、家内は、もちろんドイツ語もろくに話せないのですから、どうしたことかと心配したものです。そして、西ベルリンと東ベルリンには市電が通っているのですが、境界の線路上には国境警察が銃を構えて二六時中見張っているのでした。

ベルリンでの自由時間にポツダムへ出かけたことがあります。今ならすぐに行ける距離なのですがパスポートの取り調べ、荷物の点検などですごい時間がかかりました。ポツダム会談が行われた建物にはやっと着いたのですが、そこの案内人は、私たち夫婦が日本人だと知ると、「ここは日本人にとっては特別な場所でしょう。原爆を使うことが決められたのだから」と言うのです。こちらも、「あなた方ドイツ人にとってもドイツが二分されたのだから特別な場所ではないですか」と言ったところ、「そうです、そうです」と深く頷いていたのを覚えています。

その旧会議場の戦死者数を示した表の最上段に記載されたソ連の戦死者数が桁違いに多かったのは驚きでした。また、東ベルリンの無名戦死者の記念碑に常夜灯がたかれ、警備の兵士が直立していたのですが、その無名戦死者はソ連の人たちのためだったのも複雑な気持ちになりました。実際は、そのリストには載っていないものの、戦後、スターリンによって粛清された人たちや、強制収容所送りされた人たちの数が想像を超えるほど多かったのは、後でわかったのですが……。

東西を分けていた壁がなくなってから、再訪したベルリンでは、ブランデンブルグ門をくぐり抜けて、あのウンターデンリンデンの大通りを徒歩でなんの不自由なく歩けたのは感激でした。

また、ダッハウという強制収容所にも行きましたが、そこでは、添乗していた法学部の学生が「ここでは多くを語らなくていいでしょう、事実が物語るでしょうから」と語っていたのが印象に残っています。

そこでは克明な記録が残されていました。殺された人のリスト、毛髪で作られたクッション、人の脂肪で作られた石鹸、取り上げられた靴の山など……。

日本で教科書を墨で塗りつぶしたのとは大きな違いです。過ちは過ちとして、きちんと検証しなければ、また過ちを起こさないようにはどうすれば良いかを知ることが出来ないのではないかと思います。少なくとも、日本独自に敗戦責任をきちんと検証する必要があるのではないかと強く思ったりもしました。

いろいろありましたが、ドイツ滞在時に、人生の楽しみ方、長いスパンでものを見る考え方などを教えられ、その後の私たち家族の人生観が変わったと思っています。

娘の幼稚園の父兄で小学校の教師一家とは、お嬢さんが日本の我が家に滞在するなど、今でも交流が続いています。

そして、帰国の前に1カ月ほど、丁度、同じ時期にイギリスのエディンバラ大学に留学していた義兄を頼って、同大学の言語発達遅延の外来を見学させてもらうことができました。その外来は、小児科医、言語治療士、教育の専門家が一緒に意見を交わしながら診療をしていました。

予約制で、外来が始まる前にその日受診予定のカルテが並んでいました。診察が終わると、「それでは、また、半年後に会いましょう」と別れるのです。ここでは、患者がなぜpatient（我慢強い）と呼ばれるのかがわかったような気がしました。しかし、一方では、急がなければならない場合は、短期集中型の施設が用意され、短期集中療法を受ける機会も与えられていました。

当時、ポンドの価値は下がりつづけていましたが、心肺機能の悪い患者には三輪自動車が国家から無償提供されたり、ケルト族の民族病と言われる二分脊椎患者へ手厚いケアがなされていたり、感心させられることも多かったのです。

そして、義兄の子どもは4人いたのですが、英語の授業は特別に組まれており、また眼鏡なども公費でつくってもらえるのでした。これはサッチャー時代に大きく変化してしまいました。あの頃は、本当に古き良き時代でした。

三　東京に来てから

帰国後、しばらくして、また、縁あって東京へ出てくることになりました。時は昭和55年（1980）、ちょうど40歳になっていました。

赴任先の国鉄中央鉄道病院は、新宿駅のすぐそばで、地の利は一見良いように思えるのですが、子育て中の家族が住めるような環境は近くにありません。また当時、病院は、鉄道員およびその家族のみが治療対象とされ、一般には開放されていませんでした。

当時聞いた話では、新宿西口の近くで住民登録がされているのは、新宿中央公園の近くの熊野神社の禰宜一家とあとわずかしかいないとのことでした。昼間人口と夜間人口が大きく乖離している所なのです。そして、バブル絶頂期には、病院前の土地が1平方メートル1000万円と噂されたこともありました。

ところで、国鉄が民営化され、6つの旅客鉄道会社と1つの貨物会社に分割されたのは、昭和62年（1987）のことです。

その間にもいろいろな動きがありました、国鉄時代には、全国に35くらいの鉄道病院があったのです。現在の東日本旅客鉄道（株）の域内にも、青森鉄道病院、盛岡鉄道病院、仙台鉄道病院、秋田鉄道病院、山形鉄道病院、水戸鉄道病院、高崎鉄道病院、大宮鉄道病院、千葉鉄道病院、田端鉄道病院、新潟鉄道病院、長野鉄道病院がありました。それを仙台鉄道病院と中央鉄道病院だけに整理したのですから大変でした。医師はともかく看護師、レントゲン技師などの医療職の受け皿に中央鉄道病院がなったのです。

また、国鉄改革に伴う広域異動で、北海道から多くの職員が首都圏に異動となり、子どもたちも転校を余儀なくされました。一般職員の宿舎は千葉県や埼玉県などにあり、当時は通院用のパスが出されてもいました。

しかしながら、新規採用が昭和58年（１９８３）から止まっていたのですから、当然子どもの数も減るのは仕方がありません。それでも、ある日、小児科外来がゼロというのがあったときは、今後どうしたものかと焦ったものです。

そうこうしているうちに、外来患者の中で徐々に、学校へ行けない子や、不定愁訴の子どもたちが目立ってきました。

私自身、以前から精神医学的なことや病跡学（芸術家の作品を本人の病状と関係づけてみる学問）的にみる美術などに興味を持っていたのですが、こういった心理的な問題を抱える子どもたちと関わるようになって、心身医学的な興味がかき立てられていきました。

医師に成り立てのときに、杉花粉アレルギーによる気管支喘息の患者さんが、本当は杉ではないのに、近くにある樹が杉だという暗示を受けて喘息を起こしたり、マウスを身動きが出来ないように拘束しておくと胃潰瘍が出来ることなどを示したフィルムを見せられたことなどを思い出したりもしていました。

そうはいっても、心理的な面についてどう関わっていけばよいのか明確な方針が立てられず、また、臨床心理士を雇うことも出来ない状態で思案に暮れる日を過ごしていました。実際、臨床心理士を雇うといっても、新規採用は止められていましたし、臨床心理士の資格は、今でもそうなのですが、国家資格ではなく、職種として認められていないこともあって雇い入れること自体大きな障害もあったのです。

丁度、そのころ、中学2年生の奇妙な行動をとる少女に出会ったのです。

入院して来た彼女は、個室にある洗面台の上に乗って、手足を洗っていたり、紙の上に目だけをたくさん描いたり、足がないようなくずれた奇妙な絵を一日中描いていていました。その絵は、初期のルドンやクビーンなどの絵を思い出させたりもしました。

結局、彼女は、統合失調症として精神科に転科となりました。その後も、週に一度の小児科回診時に、精神科病室に移った彼女にも会いに行っていました。

そこでは、作業療法の一環としてお絵かきをしていました。その課程を見ていますと、最初、まるで絵にならない描写（写真５）から、奇妙に歪んだ絵（写真６）となり、退院時には見事な絵（写真７）となっていく課程を見ることができました。それから、ムンクの病状と作品の関係を思い出し、子どもの内面を知る手がかりに絵は役に立つとの実感を得ることが出来たのです。

当時、心身症の代表的疾患として円形脱毛症が挙げられていました。この病気なら、誰が見てもその経過は、それこそ見て取れると考え、皮膚科にお願いして未成年の円形脱毛症の心理的アセスメントをさせていただくことにしました。当時の皮膚科部長は、日本毛髪協会の理事長でもあり、全国から多くの患者さんが集まってきていたのです。

同じように、子どもの症状と家族の状態との関係が密接に関わることも改めて実感し、家族画研究会などにも参加するようになりました。本当にたくさんの子どもたちが私の目の前で絵を描いてくれました。経験を重ねるうちに、いろいろ興味のあることがわかり始めました。

この描画テストは、なにしろお金はほとんどかかりません。誰でもどこでも手軽に出来る利点があります。唯一の欠点は時間がかかることです。

同じ円形脱毛症の13歳の少女の絵を紹介しておきましょう。家族画（写真８）ですが、この子

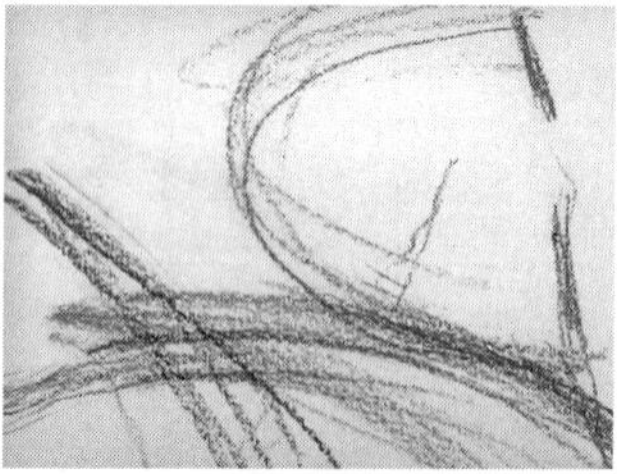

写真5　病初期の描画

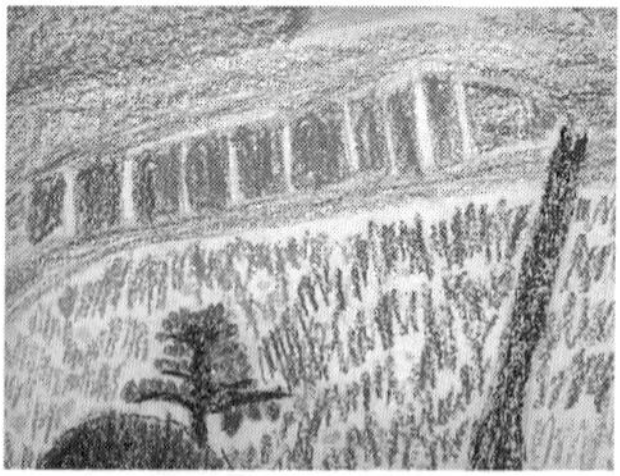

写真6　薬物療法中の描画

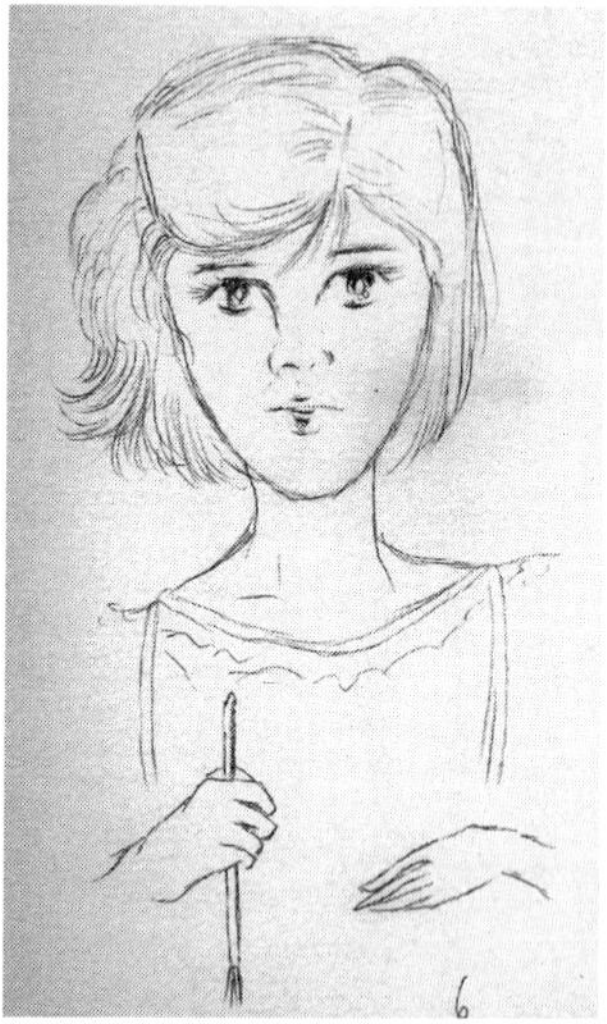

写真7　軽快時の描画（同病の患者を描いた。硬い表情など特徴を良くとらえている）

は、右から左に母方祖父、母方祖母、自分、姉、母と描きました。一般的に画面の左側の方が、描き手の意識の上で高位とされていますし、高い順から描き始めるとも言われています。彼女なりにバランスを取って、祖父母と母の力関係を同じように保とうとしたのかも知れません。でも、父親の存在はどこにいったのでしょう。

父親は、この絵の裏（写真9）に、最後にひっそり描かれました。何か、母親と父親の力関係がわかるような気がします。

円形脱毛症の子どもたちを皮膚科から紹介してもらっているうちに、自分自身が毛髪を抜いてしまう抜毛症の子どもたちにも関わるようになってきました。抜くのは、

写真8　家族画１

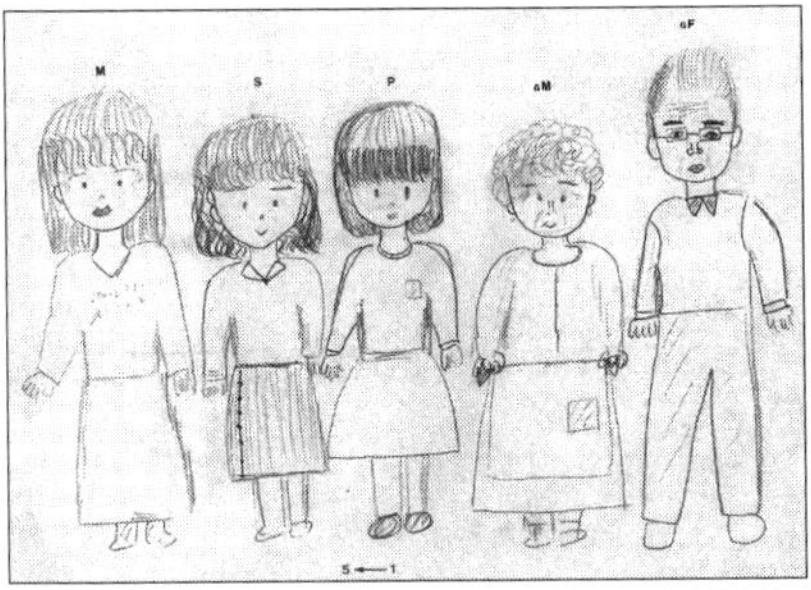

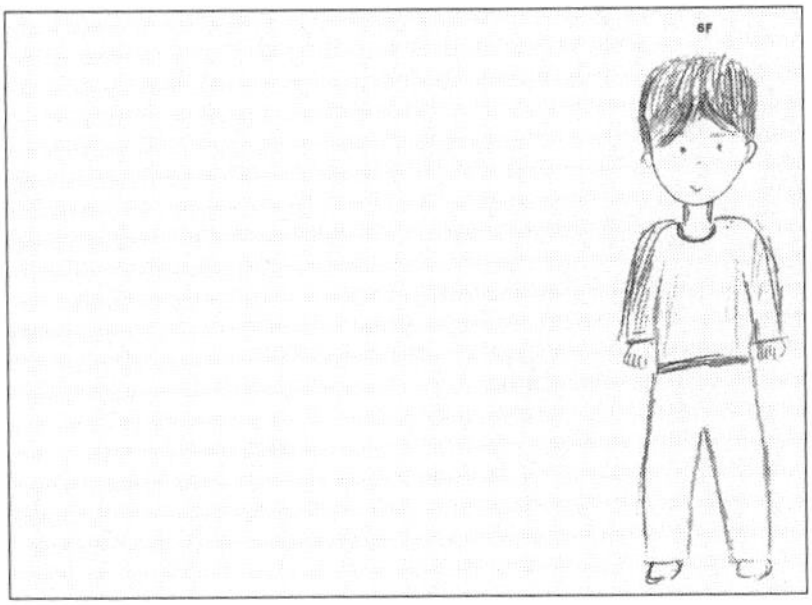

写真9　家族画２

毛髪だけではなく眉毛などの場合もありますが、甚だしい場合はほとんどの毛髪を抜いてしまうこともあるのです。

そういった子どもたちは円形脱毛症の子どもたちよりも年齢的には上のことが多く、いきおい、思春期の子どもたちが増えてきました。国鉄改革後、病院が一般に開放されるようになってからは、摂食障害（拒食症・過食症）、不登校などの子どもたちが紹介されてくるようにもなりました。

皆さんの小児科に対するイメージでは、乳幼児の患者さんが多いと思われるでしょうが、心身症外来では、学童から思春期が多く受診してきました。

古い児童精神医学の教科書に、カナーという人が書いた本があります。その中に、子どもの示す症状には、入場券としての症状、信号としての症状、安全弁としての症状などの意味があると書かれています。つまり、入場券としての症状という意味は、その症状をその子が持つ故に、医療機関や相談機関の扉をたたける、つまり入場券としての役割を果たしていることになります。

逆に言いますと、入場券は劇場へ入るためにのみ必要なので、そこで半券を切られてしまえば、後は意味をなさなくなってしまいます。入場券を一所懸命に調べても、その劇場の中で行われているパフォーマンスの内容はわからないのです。

また、信号としての症状というのは、たとえばパトカーがサイレンを鳴らして走り抜けたときに、そのサイレンは何か危険な出来事があることを意味します。しかし、そのサイレンの性質を一所懸命調べても、その危険性について詳しくはわかりません。

安全弁としての症状というのは、その症状があることで皆の注目を浴び、大事に至らないで済むといった意味合いです。たとえば、学校へ行けない子どもの場合、陰湿ないじめを避けるためかも知れませんし、両親の仲が悪く、その子が学校へ行っている間にお母さんがいなくなってしまったら困るので、見張っていなければと思っていたりすることもあるのです。

そのようにして、彼らと関わるうちに、カウンセリングとは想像力と共感性だと感ずることが多くなってきました。また、子どもの症状は家族内のひずみの現れであることもあり、家族内で健康度の高い子どもが症状を示すことが多いのだと気づいたりもしました。

図3　全児童、生徒数に占める「不登校」の比率

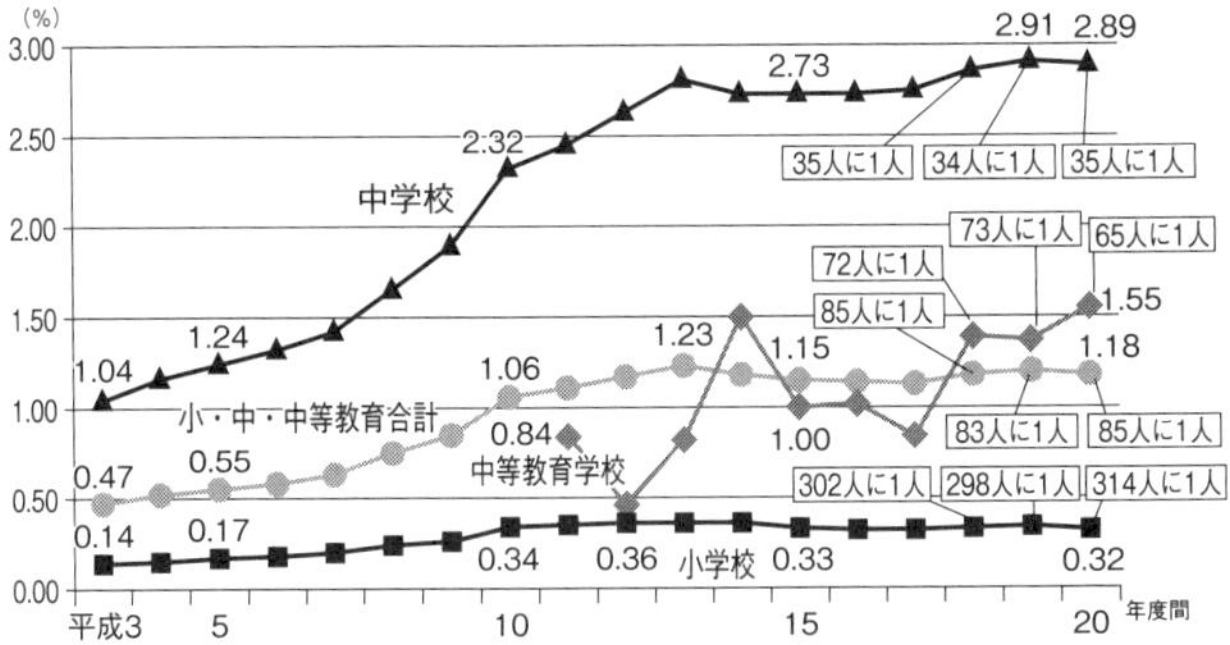

　また、時には、子どもが示す入場券としての症状は、両親を医療機関や相談機関へ誘うための場合もあるのです。ですから、子どもさんを介してご両親のカウンセリングになることも多いのでした。

　そうこうするうちに、小児科医であっても、小児心身医学だけではなく、心理学、心身医学、心療内科、児童精神医学、精神医学などを勉強しなければならなくなっていきました。

　私たちの外来に受診してくる不登校の子どもたちは年々増加の一途なのですが、それは全国的な傾向でした。残念ながら、不登校例は、未だに減少傾向にありません。少子化のなかで子どもたちの数は減少する一方で増加しているのですから、困ったことです（図3）。

　信号としての症状という見方をすれば、この傾向は、日本の将来に対しての危険信号を意味しているのかも知れません。私たち大人は、その信号の背後にあるものを吟味しなければなら

ないのだと思います。

Ⅲ　鉄道医への転身

私が赴任した当時の中央鉄道病院も、ＪＲ東京総合病院と名称変更されるまでの職域病院から、一般に門戸を開放するようになって、病院の雰囲気も変わり、それが落ち着いてきた平成7年（1995）、突然、降ってわいたように、社員の健康管理等を専門に行う中央保健管理所への異動命令がありました。

なにしろ、自分の専門は小児科なのですから、社員は一人も診たことがありません。それに、不登校や、摂食障害、抜毛症など心理的な問題を抱える子どもたちもたくさん抱えていましたので、自分自身は一介の小児科医として全うしたい旨、主張したのですが、結局は業務命令の格好で異動することになりました。

中央保健管理所は、病院と同一敷地内にあったのですが、私たち臨床の場にいる人間にはよくわからない存在でした。医師同士の交流自体もそれほどなかったのです。悪く言えば、臨床医になれない医師たちが産業医になるのだくらいに思っていた部分もあったのです。

一　中央保健管理所に移って

中央保健管理所は、産業医16人の他に、作業環境測定士の資格を持つ薬剤師、保健師、産業看護師、放射線技師、検査技師、事務職などの集団で構成されており、ＪＲ東日本の社員および関連会社社員など約7万人の健康管理に責任を持っています。

ですが私は、前にも触れましたように、原則として大人は診ない小児科医でしたから、鉄道員がどういう職場で働いているのかなどということも、全く知りませんでした。

そこで、丁度、闘病中の一人の産業医に代わって、所長としての業務の他、品川地区の産業医として実務を受け持つことにしました。このことは、自分自身にとって本当に大きな意味を持ちました。

臨床医というのは、多くの場合、患者さんと主治医という1対1の関係にあり、その両者をつなぐものは、症状が良くなるか悪くなるかといった狭い関係性に限られることが多いのです。しかし、産業医として、定期的に作業現場を回らせてもらいますと、社会の仕組みについて触れることが出来、もう少し大きな視点でものを見ることが出来るような気がしました。

そして、何回も触れますように、小児科医ですから、社員を診たことなど一度もないのですが、現場で社員の方から、その方のお子さんのことについてお聞きすると、関わりを持ったことのある子どもたちの顔はすぐに思い出すのです。意外とつながりというのはあるものなのです。

現場で、いろいろ教わったことで、なるほどと思ったことなどを少し書き出してみますと、昔の架線は2本横に並べて張ったものもあったのですが、現在は1本で、電車のパンタグラフに斜めに当たるように少しはすかいになるように張ってあって、それはパンタグラフの接触面に1点ではなく広く当たるように工夫されているのだとか、レールの長さは25メートルで通常4本をその場で溶接して使うのですが、その溶接面を平らに削るときに、高温になると金属蒸気(ヒューム)が発生して、それを吸い込むと健康を害する恐れがあるなどがありました。

また、JR東日本は自前の発電所として川崎火力発電所と信濃川水系に3つの水力発電所を持っているのですが、その起源は、東京で山手線などの電化事業の際に、当時の電力事情ではまかないきれないので、国鉄自前の発電所を持ったのだそうです。火力発電所では、当時、九州の国鉄所有の志免《しめ》炭鉱から運んだ石炭を使っていたのですが、現在では液化天然ガスを燃料にしていると聞きました。そして、冷却水は海水を使っているのですが、夏にクラゲが大量発生すると取水口が詰まって支障を来すのだそうです。

発電所ですから高圧線が張られているのはもちろんなのですが、「特高注意」と張り紙がしてありました。私たちの年代では、「特高」というと「特別高等警察」を思い出させて、びっくりしましたが、「特別高電圧」の意味でした。

また、信濃川水系にある発電所は規模も大きいのですが、3つの発電所に勤務している人員は40名そこそこだと聞きました。

ここは、平成16年（2004）の新潟県中越地震で大きな被害を受けたのですが、地震の後に社員の人たちのメンタルヘルスのこともあって、現場を巡回させてもらった丁度そのときに、震度5の余震があって、鉄筋コンクリートづくりの発電所ビルがユサユサと揺れているのを見たりもしました。

線路に敷き詰めるバラスト（砕石）で、古くなって角が取れてしまったりしたのを再生して建設資材などにする部署などもありました。

また、社員に教育をする研修センターが福島県白河市にあるのですが、そこには鉄道事故の歴史展示館があり、いつでも事故のことを知ることが出来るようになっていたりもしました。

新潟県の新津に自前の車両製造工場も持っているのですが、そこでは24時間ロボットが厚い鉄板を切り出していました。しかし、広い平面を均一に磨き出したり、面状に溶接するのは、やはり熟練工の力が必要なのだということを教わったりもしました。

車両の定期的な点検の際、古いタイプの作業台では、地面が掘ってあって、「ろうそく」と称する台の上に乗っている車両の下に潜るような形で点検をするのですが、最近のものでは、車両自体が作業員の頭上に引き上げられて屈む必要がなくなっていました。

車両自体もステンレスに変わり、軽量化するとともに直接塗装するのではなく、ステッカーを貼るタイプとなり、社員が有機溶媒にさらされる危険もずいぶん減りました。

品川地区のある駅では、ポイントの数が多く、寒い冬の日などには、ポイントが凍り付かないように灯油ランプをポイントに置いて凍結を防ぐ必要がありました。その判断をしなければならないのも駅長の大事な役目でした。

厳寒の地方では、電気融雪器があるのですが、一冬に何回かしか寒い日がないような所は、全てのポイントを電気融雪器に変えるわけにもいかないのです。

寒い日といえば、雪が降る日は近づいてくる車両の音を消してしまい、事故に遭遇する危険が高くなります。一度関連会社の人たちが事故に巻き込まれたことがありました。

さらに、女性社員へのストーカー行為、言葉の暴力、酔客の職員への暴力などもありました。

そしてまた、人身事故も多いのでした。運の悪い人は、行きに遭遇し、帰りにまた経験してしまったなどということもありました。

二　鉄道の産業医から鉄道医へ

ＪＲ東日本は、世界鉄道連盟（ＵＩＣ：Union Internationale des Chemins de Fer）の有力メンバーで、その下部機関である世界鉄道医連盟（ＵＩＭＣ：Union Internationale des Services Medicaux des Chemins de Fer）にも参加しています。

私がその会議に初めて参加したのは、ローマでの会議でしたが、まだ、鉄道が「国鉄」として存在している国もあったものの、民営化の波は世界共通の勢いでした。しかし、その中で鉄道に所属している産業医は、鉄道医として社員の健康を守ると同時に乗客の安全を守ることを自分たちの責任として自覚し、活動していました。

鉄道医はもちろん会社に所属しているのですから、会社側の人間ではあるのですが、契約社会では健康診断などの意味合いも少し日本とは違っていました。

社員は、自分の健康を守る義務を有していて、自分たちの不注意で健康を損ねて事故を引き起こした場合は、その責任はその個人に求められますが、しかし、作業内容などのために労働者が健康を害して、そのために乗客の安全が守られなかった場合は会社側が責任を問われることになります。

労働者と会社経営者は、その意味では対等な立場にあると言えます。鉄道医は、そのために、客観的な事実をその両者に示さねばならない責任が求められることになります。

また、その頃は、ヨーロッパ連合（ＥＵ）の創成期だったのですが、たとえば、国によって運転席が左だったり右だったりして、それにつれ信号系が変わったり、あるいは、医学適性基準が国によって異なるなど、国を超えて運転士が乗り入れるのには調整する必要もあったのです。

一方、日本では、社員の健康診断のために雇われている医師という感じが強かったのです。私自身は、自分たちの使命は、まず第一に乗客の安全を守ることにあり、会社としての危機管理の一環を担うものであるという意識を、持たねばならないと感じていました。

つまり、臨床医になれない医師ではもちろんなく、私たちは、より積極的に鉄道医として存在すべきであると感じました。そこで、事あるごとに鉄道医という言葉を定着させようとし始めました。

三　ＪＲ東日本健康推進センターへ

そうこうしているうちに、阪神・淡路大震災の教訓から、建物の耐震性を調べねばならなくなり、同一敷地内にある病院の外来棟とともに、中央保健管理所の建物も耐震性の問題があることがわかりました。

そこで、病院外来棟の建て替え用地を確保するためにも、中央保健管理所を移転することになり、品川区の大井工場（現、東京総合車両センター）の前にある建物の有効活用を図ることとなったのです。

その際、保健所の指導もあり、中央保健管理所の名前を変えることとしました。「中央」という名称は国鉄時代の名残で、なんとなく大仰な感じがしますし、かつての「中央鉄道病院」が「ＪＲ東京総合病院」に変わったように、所属が明確になるように「ＪＲ東日本」としました。また、「保健」という語は、公的機関と混同するから用いてはならないと、保健所から指導されました。

そしてまた、「管理」は、「する」のも「される」のもいやなものですので用いないこととしました。

結局、社員から公募して、「ＪＲ東日本健康推進センター」の名称に落ち着きました。

途中、「健康推進」ではなく、「健康増進」ではないかという意見も出されたのですが、健康という意味を広く取って、健康な社員の集団が健康な会社をつくり、健康な会社が健康な日本をつくるんだという意味合いを持たせて、そういった広い意味での健康という概念を推し進めようという思いを込めたのです。

前にも少し触れましたが、健康推進センターは、ＪＲ東日本の中にあります。つまり、会社直営の機関なのです。

なぜ、その必要があるのでしょうか。他の健診機関などに任せてはならないのでしょうか。

今までも何回となく触れていますが、鉄道会社の使命は、乗客の皆様や物資を目的地に、安全・正確にお届けすることにありますが、その一端を担うことこそ、鉄道医の使命なのです。時には、そのために社員に対して辛い判断をしなくてはならないこともあります。そして、時には会社側へ直言しなくてはならないこともあるでしょう。

それには、まず、社員および会社から信頼される存在でなければなりません。いろいろな事実を集積し、ヒューマン・リスク・ファクターの排除には何が有効であるのか、また、これからの進歩を先取りして、独自の施策を立てる努力も惜しんではならないのだと思います。

社員の健康を守るだけなら、他の健診機関に委ねる可能性も否定はしません。しかし、会社全体の危機管理の一環として安全面での役割に関してはそういきません。

たとえば、ＳＡＲＳ（Severe Acute Respiratory Syndrome：重症急性呼吸器症候群）とか鳥インフルエンザ（新型インフルエンザ）などの流行時など、会社としてどう対処するかなどに関して専門的な意見を具申する必要がありますし、社員に対しての啓発活動なども当然必要となります。

現在、鉄道会社の中には、様々な関連会社があります。鉄道会社が鉄道単体で成り立つ時代は終わったのです。そして、この傾向はますます増していくことでしょう。

たとえば、駅構内には多くの飲食店や飲食物の販売店があります。そこで扱われた食品が汚染されていたとしたら大問題です。もちろん、お店が自前の検査機関を持っているところもありますが、場所を提供している鉄道会社本体にも責任があります。

また、汚染は細菌感染だけを意味しません。食品添加物なども問題になる可能性はあります。時代を先取りし乗客の皆様だけではなく駅構内をご利用なさる皆様に安全を提供していかなければならないのだと考えます。その役割も、また、鉄道医の使命といえます。

運転従事員の医学適性検査に関しても、ＳＡＳの教訓を生かさねばなりませんし、また医療の進歩を反映させることも考えねばなりません。

鉄道事業に関連した職業病に関しても、その予防に率先して取りかからなければなりません。

以前は、レールの下に敷くバラストを搗き固めるのにタイタンパーという手持ちの削岩機のような振動器具を用いていました。この器具は、林業などでも問題となったチェーンソーと同じように、血管の障害である白蝋病を来す危険があったのですが、今は、マルチプルタイタンパーという、自動的に広範囲のバラストの保守が出来る車両に変わり、その危険は軽減しました。

しかしながら、今後とも、車両の保守点検や塗装時の有機溶媒の中毒、架線やパンタグラフの点検時の高電圧線への接触事故の予防など、様々な危険の排除を考慮せねばなりません。

そのために実際の現場の近くにいる鉄道医の役目は大きいのです。

第3章　今後の交通医学の課題

図4　麻薬取締法・大麻取締法違反検挙者の推移

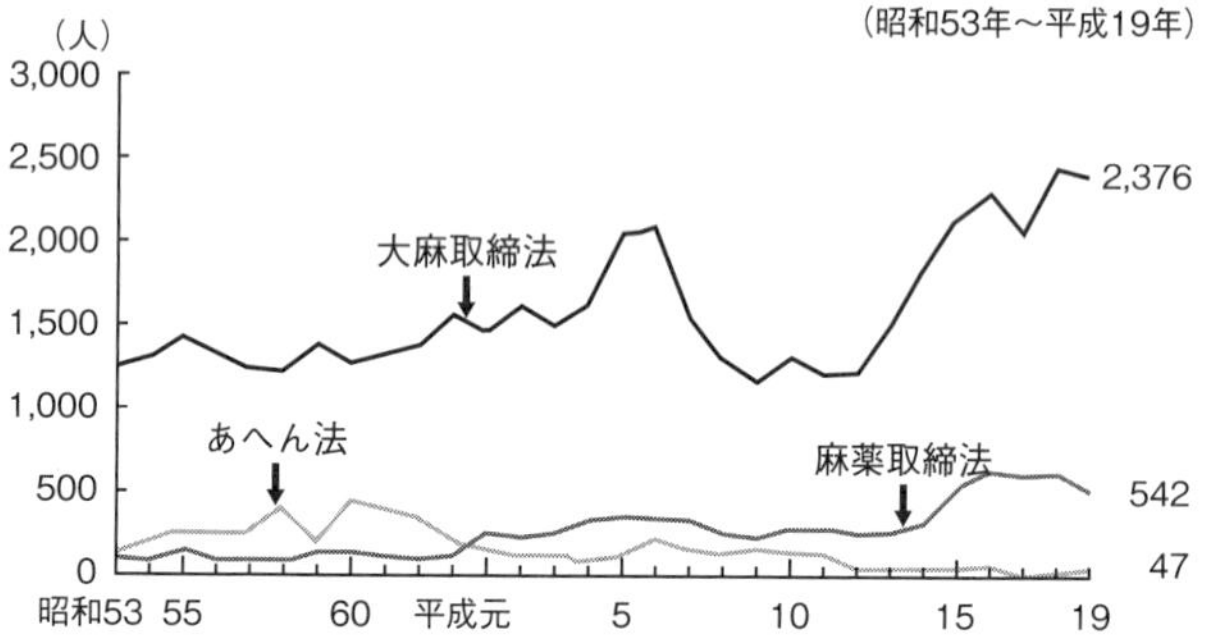

注　1　厚生労働省医薬食品局，警察庁刑事局及び海上保安庁警備救難部の資料による。
　　2　麻薬・向精神薬，あへん及び大麻に係る各麻薬特例法違反の検挙人員を含む。

一　大麻・麻薬等の汚染

最近、芸能界の覚醒剤、大麻汚染が大きく報道されていますが、特に大麻汚染が青少年にも広がり始めたのはゆゆしきことです（図4）。

一方では、たとえば、オランダのように大麻の使用や栽培を認めている国や、個人使用に限ってなら少量の大麻を持っていても罰されないフランス、スペイン、イタリアなどの国々もあります。また、医療用に用いることが許されている国もあります。先日、出かけたアメリカのオレゴン州でも医療用の使用は許されていました。

このように、国によって取り扱いが異なるのは、EUなど国を超えて乗り入れが行われる鉄道では大きな問題で、たとえば、厳しく取り締まられているドイツと比較的緩やかなフランス、イタリアなどでは、運転従事員が処罰の対象になったり、ならなかったりしてしまうことになります。

日本では幸いこういうことはありませんが、しかし、薬物汚染に関しては社員も例外ではないこととして日頃から注意しておく必要があると思います。

二　医学の進歩と職業運転士

少し前には致命的な疾患であった心筋梗塞でも、現在では時間さえ早ければ救命できるようになりましたし、狭くなった心臓の冠状動脈にステントという器具を挿入して狭くなった血管を広げることが出来ます。この場合は、入院期間も短くてすみます。

また、白内障の場合も水晶体（レンズ）を取り替えることによって、視力は回復できます。近視も、最近ではレーシック手術という、角膜表面にエキシマレーザーを照射し、角膜の曲率を変えることにより矯正することが出来るようになりました。聴力も補聴器が進歩してきました。その上、聴力障害者の人たちにも人工内耳という新しい方法が考えられ始めています。

さらに、脳ドックによって、無症状の脳動脈瘤や脳梗塞が発見される機会も増えました。

これらの場合、運転業務に従事させることが出来るかどうかは、まだ一定の決まりがありません。こういった、医学の進歩と運転に対しての医学適性とをどのように合致させられるかは、終わることのない課題です。

三　交通システムの進歩と医学適性

東海道・山陽新幹線を走るN７００系の「のぞみ」の最高速度は東海道区間で時速２７０キロ、山陽区間では時速３００キロで走っています。東北新幹線に新しく導入されたE５系「はやぶさ」も時速３００キロ。平成25年（２０１３）からは３２０キロの営業運転を目指しています。

また、近いうちに実現するであろうリニアモーターカーは最高時速５８１キロを記録しています。

これだけ高速性が進みますと、人間の目や耳などの感覚器官で標識などを確認してから行動に移すのでは、列車の制御が追いつかない可能性があります。特にリニアなどでは、運転席に運転士が座って、前方にあるシグナルにしたがっての運転ということは不可能です。

新幹線が踏切などを廃して専用の軌道を走っているように、リニアでは現在の常識を超えた運転形態になるかも知れません。

それでも、運転士や車掌は必要でしょう。何かのトラブルがあった場合には、結局一番頼れるのは人間だからです。あのスペースシャトルでさえ、操縦士が乗っているのです。

しかし、運転士が求められる運転適性、医学適性は変わってくるかも知れません。それについても準備が必要でしょう。

四　駅構内での衛生管理

最近の駅は、単に列車への乗降だけではなく、「駅ナカ」の言葉に象徴されるように、買い物をしたり、待ち合わせをしたりあるいは、保育所が併設されたりするなど、有機的に使われ始めました。

以前は長距離列車に積み込む飲料水の安全検査なども、鉄道医の仕事の一部でしたし、現在でも、構内で売られている駅弁やレストランでの食品管理などについては、責任を持っています。今後は、食品管理だけにとどまらず、より広範囲に、安全・快適さの追求が求められていくことでしょう。それにも役割を果たさなければならないのだと思います。

五　高速鉄道と感染症対策

以前ＳＡＲＳで問題になりましたし、最近では鳥インフルエンザ（新型インフルエンザ）でも、流行時に感染症の蔓延を抑えるためには、公的交通手段をどうするかが話題に上りました。幸い、交通機関を止めるという事態は避けることが出来ましたが、国家的にどうするのかを具体的に検討しておく必要があるのだと思います。

こういった問題は、国交省だけの問題ではなく、国家的なプロジェクトを組まねばならないでしょう。

鉄道医の世界では、前述しましたようにEUを中心とした集まりで、医学的諸問題の各国間の課題を調整する仕組みがあります。

日本では、単一言語が用いられていますし、信号システムや制御システムなどは統一されていますから問題は少ないのだと思います。しかし、日本列島は細長く、亜寒帯から亜熱帯まで広がっているのですから、その地方、地方での現場によって常識が大きく異なっていることは不思議ではありません。現場の意見を最大限にくみ上げ調整することが必要です。

六　医学適性検査の基準作り

現在、運転士の免許取得は、各鉄道会社に任されています。もちろんその基準は国家的に決められているわけですが、免許の更新や医学適性検査の基準などは各社の内部努力に任されていて、その大本になる国が定めた基準は、前にも述べたところですが、古くて現在の状況にそぐわない面があるのも事実です。

日本交通医学会の分科会であるJR健康管理研究会で、JR各社を中心に各領域の専門家が集まって時に応じた調整を行っていますが、その判定基準は統一されていることが望ましいと思います。

今のところ少ないのですが、運転従事員が、ＪＲ間あるいはその垣根を越えていろいろな鉄道会社を移動することも、今後あり得るでしょう。その場合、会社によって医学適性の判断が異なっていては、実務に就く場合に問題となるでしょう。

将来を見据えた課題処理が求められているのだと思います。

七　過去にさかのぼっての問題

前に、昔の鉱山で働いていた人は、「よろけ」と言われる職業病に苦しんだと述べましたが、それは珪肺と呼ばれる病気でした。

以前は珪酸が含まれる粉末を長期間吸い込んだときに起きる病気、珪肺と呼ばれ、結核と合併することも多かったことから、時の労働省管轄の労災病院がつくられ、栃木県には珪肺（労災）病院がつくられました。

しかし、空中の微粒子を吸い込む危険性は珪酸に限らず、広く塵《じん》肺と呼ばれるようになり、昭和35年（１９６０）にじん肺法が作られました。

石綿（アスベスト）に関した作業も法律が定めた粉塵作業に含まれ、労働安全衛生法および特定化学物質等障害予防規則に従って対処されてきましたが、石綿による被害が広く認められ、石綿障害予防規則が平成17年（２００５）に制定されました。

過去、石綿は、燃えない、腐らない、酸やアルカリに侵されないといった、材料としては理想的な側面を持ち、様々に加工され広く用いられてきました。理科の実験でガスバーナーの上に載せる金網にも火の当たる部位には、石綿が塗られていましたし、消防の防火服とか石綿の手袋などもありました。しかし、この法律では、「石綿を含有する製品の使用状況を把握し、当該製品を計画的に石綿を含有しない製品に代替するように努めなければならない」とされました。

石綿は、日本ではもっぱら輸入に頼っていたのですが、輸入のピークは昭和49年（１９７４）で、35・2万トンを輸入しましたが、現在はゼロです。

外国の場合、ＥＵでは平成17年（２００５）に、石綿の使用は全面禁止になりました。しかし、ドイツやフランスは、それ以前から使用を禁じています。

国鉄時代、断熱の目的で暖房器具と座席布地の間、気動車の内張と外板の間などに使われ、また、吹きつけ建材として用いられたり、平板とか波板といった建築資材としても使われていました。また、様々なパッキング、ブレーキライニングなどにも使われていました。

現在、石綿が使われていた車両は、全て解体処分されていますが、しかし、それまでに石綿に曝露した社員には退職後も、その影響は残っています。

それへの対処は独立行政法人鉄道建設・運輸施設整備支援機構　国鉄清算事業管理部（旧国鉄清算事業団）職員課が執り行っています。そこから出された統計では、平成22年（２０１０）３月現在で、アスベスト被害と認定されて、補償対象になった人は２８４人で、審査中の人は19人とされています。

当時、石綿の危険性のへの知識が乏しく、避けられなかったと言えるかもしれませんが、しかし、もう少し早くに警鐘を鳴らすべきではなかったかと悔やまれます。

さて、今まで私自身の体験を通して、鉄道医の話を述べてきました。しかし、これらのことは鉄道に関係した全ての人たちに共通ですし、公的交通機関では、安全そして的確に乗客の皆様あるいは貨物を目的地にお届けすることが最大の使命であることは当然です。各会社に所属する鉄道医は、日夜その責務のために働いています。

本書が鉄道医の仕事について、ご理解いただく一助になれば幸いです。

仕業点呼の重要性

様々な業種で仕業点呼が行われているが、とりわけ鉄道業においては重要な意味がある。特に、運転士の作業現場は限られた空間で、一定の時間、一人のみの孤独な業務となり、その間の過ちは、直接、乗客の安全につながる重大な責務だからである。

仕業点呼は、①安全運転に関する確認、②安全運転に関する指示に要約できる。

服装の乱れはないか、眼鏡など業務上必要な携行品が揃っているか、健康状態や疲労はどうか、飲酒の有無などを確認し安全運転が出来る状態かどうかを確認する。飲酒の有無に関しては、現在、アルコールチェッカーが用いられている。点呼時に各人の健康状態を把握するためには、日常の当該者の行動などをよく知っていなければならない。

当日の路線上の注意事項、気象状況の予測される変化、線路工事の有無、運転状況などを伝達・指示し、安全運転が出来るように促すことも重要である。

運転士の精神的な健康状態は、定期的な検査でわかるものではなく、日常的な立ち居振る舞いの変化で、周囲の者が気づくことが多い。点呼者と点呼される者との円滑な関係が保たれていることが必要なことである。

おわりに……鉄道医を引退して

私の鉄道医としての人生は、65歳の誕生日で終わりを告げました。しかし、その後に社会福祉法人東京弘済園常務理事・園長として勤務する機会を与えられました。

そこは、特別養護老人ホーム、養護老人ホーム、軽費老人ホーム、通所介護施設などを含む施設なのですが、昭和30年（1955）に設立発起人会が発足したことに始まります。

その趣意書の中の一部分を少し長くなりますが引いてみます。

「第二次世界大戦に完敗したわが国は、昭和20年8月に始まる連合軍による占領行政により、社会制度にも経済情勢にも、いまだかつて見ない一大変革が断行され、その結果として国民一般は、今もなお戦前の生活安定を回復していない現状であります。この中にあって既に独立の生活能力を失った老人、家族制度の崩壊により寄辺を失った老人が、日々の生活に窮迫し前途の光明を見失った余生を思いやるとき、誠に座視し得ないものがあるのであります。

更に又近代医学の発達進歩は人間寿命をますます延伸させて、人口構成上占める老人層の比重は、いよいよ増大を来しつつあります。これを思いかれを思うときに、老人福祉対策は今やわが国の緊急且つ重大な問題であると云わねばなりません」

55年前に、今の日本の現状を見通しての提言は、慧眼と言わざるを得ません。財団法人鉄道弘済会の援助もあって、先人の英知の結晶は、東京都下三鷹市に前述しましたような老人福祉の先駆的施設として実現したのです。

そして、平成20年（2008）に軽費老人ホームは、ケアハウスに生まれ変わり、また、同一敷地内に保育園が加わりました。つまり、ここでは、0歳から100歳過ぎまで、1世紀にわたる人たちが一堂に会していることになったのです。その老若を埋め、橋渡しをするのは職員であり、ご家族となります。

ところで、多くの国では人生を年齢で輪切りにしてグループ化する傾向にあります。たとえば、新生児期、乳児期、幼児期、小児期、青年期、壮年期、老人期などです。最近では老人も前期と後期に分けられるようです。

しかしながら、人生は、階段を上るように段階的に進むものではなく、生まれ落ちた瞬間から、誰もが迎える死に至るまで、一つの流れに沿って進んでいくものなのだと思います。ある年齢層だけを集めて、「管理」するというのは間違いなのではないでしょうか。

現在の状態は、50年前に書かれた趣意書と同様、高齢者の問題は極めて重大です。しかし、以前からあった、福祉＝慈善といった考え方は問題もはらんでいます。

私自身、職員の人たちには、「滅私奉公はやめよう」、「自分たちの生活も大事にしよう」、「良い意味でのプロになろう」と言い続けました。

巷では、認知症になってしまった奥さんの介護に専念するために職をなげうった市長のことが美談として取り上げられたりもしますが、おかしなことです。私自身、事情がよく理解できていない以前には、親の年金のみで生活している息子などはいったいなんて奴だなどと非難していたのですが、勤めていては老親の介護は出来ないのです。結局仕事を辞めざるを得なくなって、収入は親の年金しかない状態に陥らざるを得ないこともあるのです。親の面倒は子どもが見て当然とは言えないのです。彼らも仕事をきちんと出来ていれば、税金も納められるのですし、社会に貢献できます。

現在の老々介護、認々介護（認知症同士が介護をせねばならない状態）では、他人のお世話にならざるを得ません。今では、管理職のかなりの人たちが両親の介護の問題を抱えています。中には職を辞して親の介護に専念する決心をなさる方もいます。しかし、彼らの能力を介護することだけに費やすのは、社会的な損失ではないでしょうか。介護のことに悩む必要がなければ、より社会的貢献が出来たのではないかとも思うのです。そして、現実は肉親のみでの介護はほぼ不可能です。誰かの力を借りねばなりません。

保育園でも同じことです、仕事を既に持っている人しか保育園に申し込めないのは、おかしなことです。保育園が決まらなければ、就職が出来ないのに、就職が決まっていなければ保育園には入れないというのはおかしいではありませんか。

そして、現代社会では、人が直接人とかかわる仕事はおおむね賃金が安いのです。しかし、家族の代わりに介護や育児をしてくれている人たちには、それなりの負担をすべきなのだと思います。社会全体として、こういった状態を考えていく必要があるのだと思います。

考えてみますと、私自身の医師としての人生も、小児科医から始まって、心身症を中心として思春期とかかわり、鉄道医として青壮年とかかわり、最後は老人とかかわることになりました。つまり、揺りかごから墓場までを地でいったようなものです。

特に、老人福祉施設では、自分自身の近未来を体験できましたし、看取りをさせていただいた中で穏やかな死を体験させてもいただけました。ひるがえって考えますと、私自身が医師になり始めたときには、まだ、ご自宅で亡くなる方が多く、ご家族に囲まれての穏やかな死、枯れるような死があったのです。

食事がとれないといって、胃瘻《いろう》（体表と胃の間に通したチューブから、水や栄養を補給する処置）などの手術をし、本人のご意志は置き去りにして、寝たきりのまま体重だけは維持されるなどという状態は、何処かおかしいとも思うのです。本当に長寿が、自他共に認める幸せとつながる日がいつ来るのでしょうか。百寿者が4万人を超える現在でも、老人の日になおなされている長寿者のお祝いも、何か空々しく、小児科医時代の「健康優良児表彰」と重なって見える部分もあります。

また、生死がはっきりしない長寿者がぞろぞろ出てきたり、社会の構造自体妙になってきているのではありませんか。

ともあれ、私自身の人生の流れに沿って、色々な方たちにお会いできたのは、本当に得難い経験でした。考えてみますと、自分自身、自ら切り開いた道など一つもなく、ただ、前に現れた道を歩んできただけなのですから、恥じ入ることばかりですが、しかし、これしか道はなかったのではないかとも思うのです。

最近は、時々、故石田礼助第5代国鉄総裁の「粗にして野だが、卑ではない」という言葉を噛みしめながら、東京から離れて富士山を眺めながら庭いじりなどを楽しんでいます。

余章　閑話休題

一　日本の将来

今の日本人で、今後の我が国の将来像に対して不安を抱えていない人はほとんどいないでしょう。もちろん、私自身も例外ではありません。特に、小児科医としてスタートし始めた身としては、これからの未来を背負う子どもたちに明るい未来を差し出せるかは大きな課題であり、責任も感じます。しかしながら、見通しは明るいとは言えないのは残念です。

古希を迎えた最近、私がこの世に生を受けてからの70年の間の出来事に思いを馳せることが多くなりました。あの太平洋戦争は、昭和16年（1941）12月8日の真珠湾奇襲作戦に始まる訳ですが、私が生まれた昭和15年（1940）頃は、それに先立つ様々な出来事により、日本は世界では孤立化を深め、それに抗するため、国威発揚の機運が盛り上がり、世論に後押しされる形で軍部の独走が始まったのでした。

思い出すままに、当時の出来事を新聞見出し調に羅列・整理してみると次のようになります。

昭和2年（1927）　金融恐慌……関東大震災時の震災手形の処置に関連して銀行の不良債

権が表面化し、取り付け騒ぎが起こった。

昭和3年（1928）6月4日　張作霖爆殺事件……満州の実力者、張作霖の乗った特別列車が爆破される。後に関東軍参謀の暴走と判明。しかし、首謀者は処罰されず軍中枢部および政府から黙認された。

昭和4年（1929）10月24日　世界恐慌……ニューヨーク・ウォール街の株価暴落が引き金になり、経済危機は全世界に広がった。

昭和5年（1930）1月21日〜4月22日　ロンドン軍縮会議……補助艦の保有量の合計が米国の69・8パーセントと定められた。軍強硬派は強い不満を持ち、天皇大権の一つである「統帥権の干犯である」とし、それに同調した右翼青年に浜口首相が暗殺された。

昭和6年（1931）9月18日　満州事変……関東軍が自ら奉天付近の南満州鉄道の線路を爆破し、それを中国側の仕業と強弁して民意を国威高揚に向けた。有力新聞の多くはそれを強く後押しし、世論形成に加担した。

昭和7年（1932）5月15日　五・一五事件……海軍の青年将校の一部が犬養首相を暗殺。それに先立つ2〜3月、井上準之助蔵相、団琢磨三井合名会社理事長が暗殺された。また、同3月、満州国建国が清朝最後の皇帝・溥儀を執政に迎えて宣言された。

昭和8年（1933）3月　国際連盟脱退……リットン報告書に基づいて満州を占領している日本軍の撤退を求める勧告案が可決されたことに抗議して脱退。その決断に世論は喝采を送った。

昭和10年（1935）　天皇機関説問題……美濃部達吉の天皇機関説は軍部などから激しく批判された。

昭和11年（1936）2月26日　二・二六事件……陸軍青年将校が反乱を起こし、齊藤実内大臣、高橋是清大蔵大臣らを暗殺。戒厳令が下され、指導者は処刑された。

昭和11年（1936）　日独防共協定、翌年、日独伊三国防共協定、枢軸陣営の形成。

昭和12年（1937）7月7～8日　盧溝橋事件……北京郊外で日本軍と中国軍との武力衝突が起こり、日中戦争に発展していった。

昭和12年（1937）12月　南京事件……南京占領時多くの中国人を殺傷。

昭和13年（1938）　国家総動員法制定。軍事費は一般会計歳出の4分の3を占めるまで膨れあがった。

昭和14年（1939）7月　日米通商航海条約の廃棄を通告。

昭和14年（1939）9月3日　第二次世界大戦……9月1日のドイツ軍ポーランド侵攻により、ポーランドの同盟国である英・仏がドイツに参戦した。当時の阿部信行内閣は「大戦不介入」

を決議し、次の米内光政内閣もそれを引き継いだ。

昭和15年（1940）10月12日　大政翼賛会発足……対独提携と南進政策に消極的だった米内内閣は陸軍の圧力で倒され、近衛文麿を首相とする大政翼賛政権が発足した。同年、神武天皇即位から2600年目を迎えるとして紀元2600年祭が祝われた。同年9月、日独伊三国同盟を締結した。

昭和16年（1941）11月　米国がハルノート提示。日本は最終的に開戦を決定、同年12月8日、真珠湾奇襲攻撃、太平洋戦争が始まる。同年4月、日ソ中立条約。

戦争が始まった当時は、香港、マレー半島、シンガポール、フィリピン、インドネシア、ビルマなどを次々と占領、戦争目的も「英国、米国、オランダなどの植民地支配を解き放し、大東亜共栄圏を創る」として、各地の民族運動を奨励していたが、日本がそれらの国に取って代わって植民地支配をする結果となり、反日気運が高まっていった。

昭和17年（1942）7月6日　ミッドウェイ海戦敗北……これを機に一挙に戦況は不利になっていった。

昭和18年（1943）　文化系学生・生徒の徴兵猶予が停止され、学徒出陣、学童疎開が開始された。同年11月、米英中の3カ国首脳が、日本との戦争継続、日本の植民地の独立などをうたったカイロ宣言を発する。

昭和19年（1944）7月　サイパン島陥落、同年末からは、米軍による夜間大空襲が本格化。

昭和20年（1945）3月　夜間大空襲時の焼夷弾攻撃で東京はじめ多くの主要都市は焼け尽くされた。アメリカ軍沖縄上陸、6月には日本軍全滅、沖縄では民間人約10万人を含む、約20万人の日本人が死亡。同年7月、米英中で戦争終結に向けてのポツダム宣言を発し、後にソ連もそれに加わった。

昭和20年（1945）8月6日、広島に原爆投下、8月8日、ソ連が日ソ中立条約を破棄して対日宣戦布告、8月9日に長崎に原子爆弾投下、8月14日、ポツダム宣言受諾、8月15日、玉音放送、9月2日、米艦ミズーリ号上で降伏文書に調印。


昭和15年（1940）生まれの私は、戦争とともに生まれたようなものです。戦後の困窮度は、大変なものでした。しかしながら、皆がそうだったのです。上野の地下道には浮浪児（そういう言葉がありました）が住み着いていて、金をせびっていました。白衣を着て義足・義手の傷痍軍人がアコーデオンなどで軍歌を弾きながら白い箱を前に出し寄付を求めてもいました。

多くの物が配給されていたのですが、各家庭に人数分の「引換券」が配られ、それと交換に物資が配給される仕組みでした。米に関しては、米穀通帳が配布され、転居の際には米穀店に登録する義務が課せられました。また、旅行の際には、現物を持参するか、外食券を持参しなければなりませんでした。私自身も、大学にいた兄を訪ねて構内の学生食堂で一緒にカレーライスか何かを食べたときに外食券を使った覚えがあります。

配給量は、普通成人量が1日2合3勺（330グラム）と決められていたそうですが、配給米の中には高粱（コウリャン）やトウモロコシなど雑穀も混じっていたのです。当然、配給だけで足りるわけもなく闇物資が横行していました。その中で、昭和22年（1947）10月、東京地裁の山口良忠判事が、食糧管理法を厳格に守り、闇物資を口にすることをしなかったため栄養失調により34歳の若さで命を失ったのです。

日本は、連合国軍の支配下に置かれたわけですが、事実上は米国の単独支配でした。その点はドイツなどと異なり分裂国家にならずに済みました。一説によれば、北海道分割案があったというのですから、そうならずに済んだことは幸いだったのでしょう。

昭和20年（1945）8月30日、厚木飛行場にマッカーサーが連合国軍最高司令官として降り立ったのですが、コーンパイプをくゆらす姿や、モーニング姿の天皇と、ネクタイも締めずに軍服姿で並んでの写真は、今でも脳裏に焼き付いています。

GHQ（General Headquarters）は、同年10月、時の幣原喜重郎内閣に対して、五大改革指令を出しました。それは、①婦人の解放、②労働者の団結権、③教育の自由主義化、④圧政的諸制度の廃止、⑤経済の民主化からなっていました。

翌年には、極東国際軍事裁判が開かれ、戦前・戦中の指導者が多数逮捕され「A級戦争犯罪人」として処断されました。他にB級・C級と区分けされた軍人たちが現地法廷で裁かれたのです。

しかし、この裁判については、勝者が敗者を事後立法によって、一方的に裁くという側面もあり、インドのパール判事によって、報復的裁判は認められない、全員を無罪にすべきとの少数意見が出されもしました。本来、我が国の法律に基づいて、戦争の開始責任および敗戦責任を裁くべきだったのではないかと、私は思っています。

日本軍の死者230万人のうち半数以上が餓死同然だったそうですし、「輜《し》重《ちょう》輸《ゆ》卒《そつ》が兵隊ならば電信柱に花が咲く」などと、糧《りょう》秣《まつ》や武器の輸送など、戦争を支える兵《へい》站《たん》部門をないがしろにし、また、補給路を確保することも考えずに戦場へ、にわか仕込みの兵隊を送り出したのは、どう考えても理不尽なことです。戦争末期に軍部の犯した大きな過ちの一つである、昭和19年（1944）インド北東部でのインパール作戦では、兵隊はそれぞれ20日分の糧秣と弾丸240発など40キロの重量を背負って、熱帯雨林の道なき道を歩まされたのですから、非常識も甚だしいと言わざるを得ません。それにその240発の弾丸を撃ち尽くした後の補給はないのですからめちゃくちゃです。その状況下でも、「精神力をもって後10日は持ちこたえろ」と命令した司令部は、本来なら軍事法廷で裁かれるべき存在なはずですが、そうはなりませんでした。その頃から、官僚機構というかシステムがきちんと機能していなかったのだと思います。

戦争の終結の仕方も、他の道はなかったのでしょうか。もう少し前に負けることも出来たのではなかったのかとさえ思うのです。私自身が思うのは、初めて敗北をした日本は負け方を知らなかったのではないかと思います。明治維新後、西欧に追いつけ追い越せで、この小国が巨大なロシアに戦いを挑み、様々な僥倖も後押しをして勝利をおさめたので、おごり高ぶっていたのでしょう。

戦争末期の学徒出陣で学業半ばで戦場に駆り出されて行った人たち、特攻で散っていった人たちに思いを馳せると、彼らは何に託して死んでいったのだろうと考え込んでしまいます。

特攻と言えば、世界に冠たる巨大軍艦「大和」も沖縄に向けての出航は片道分の燃料しか積んでいない、いわば特攻のような行動でした。その最後は、大和から生還した吉田満氏の「戦艦大和」（角川文庫）の臨場感あふれる文章の中に読み取れますが、その中に士官室での大和の沖縄戦への出航に関しての激論の中で、哨戒長臼淵大尉の低く囁くように言った言葉が記されています。

「進歩のない者は決して勝たない。負けて目覚めることが最上の道だ。日本は進歩ということを軽んじすぎた。私的な潔癖や徳義にこだわって、本当の進歩を忘れていた。敗れて目覚める、それ以外にどうして日本が救われるか。今目覚めずしていつ救われるか。俺たちはその先導になるのだ。日本の新生にさきがけて散る。まさに本望じゃないか」。21歳の若さでした。彼らが託した思いに、後輩である私たちは応えていると言えるでしょうか。

私たちは、南洋や極寒の地で命を失った人たち、そしてその戦争に巻き込まれて亡くなった現地の方々にも、責任を感ずるべきでしょう。そして、広島・長崎の原爆被害者の方々、東京大空襲、那覇大空襲で命を失った人々も忘れてはならないのだと思います。彼らは一般市民で、抵抗する術もなく殺傷されたのですから、その行為は国際的にも糾弾されてしかるべきではないかと思います。また、原爆犠牲者の方々には敗戦記念日を迎える前に原爆慰霊式が必ず開かれ、まず、その行事が国際的にも関心を集める結果になっていることは、私たちは二重の意味で犠牲になられた方々に恩義を感じなければならないのだと思います。そして、また沖縄は日本の国土で唯一戦場になった場所です。地上戦の過酷さは、想像を絶するものだったことでしょう。しかも、昭和47年（1972）5月15日まで、アメリカの統治下に置かれており、現在でも沖縄本島の約20パーセントが基地で占められている状態は、私たち日本人全ての問題なのだと思います。

敗戦に打ちひしがれていた日本も、昭和25年（1950）6月に始まった朝鮮戦争では、国連軍の補給基地となって朝鮮特需を産み、鉱工業生産や経済も急速に復興していきました。そして、新憲法では軍隊を持たないとされていたはずが、GHQの指示で自衛隊の前身である警察予備隊が産み出されました。

昭和26年（1951）9月にはサンフランシスコで講和会議が開かれ、自由主義陣営48カ国と平和条約が結ばれ、翌27年4月28日に発効して、占領体制は終わりを告げたのです。

昭和29年（1954）MSA（Mutual Security Agreement）協定による米国からの経済援助・軍事援助と引き換えに、警察予備隊は保安隊を経て、同年、陸海空の自衛隊となりました。MSA協定締結の条件が自ら防衛努力を行うことが条件になっていたためですが、米国側は日本側の18万人の主張に対して、32万5000人を要求して紛糾したと言われています。

考えてみますと、昭和21年（1941）11月3日に公布された憲法は、その第9条で、「陸海空軍その他の戦力は、これを保持しない。国の交戦権は、これを認めない」とされていますが、この憲法自体、当時の占領軍によって作られたとされているのに、その米国によって日本に軍隊を持つよう強要されたというのは、おかしなことではないでしょうか。実際、日本は余分な国防費を使うことなく経済を持ち直していったのですから、この条文は少なくとも国を建て直すためには大いに役に立ったと言うべきでしょう。

しかし、ストックホルム国際平和研究所（ＳＩＰＲＩ：Stockholm International Peace Research Institute）によれば、平成23年（２０１１）の日本の軍事費は、米国、中国、英国、フランス、ロシア、ドイツに次いで世界第7位で、イタリア、インド、韓国などよりも多いのです。どこの国も日本が軍備を持たないとは思っていないでしょう。あの社会党でさえ、村山首相の時に自衛隊の存在を認めたのですから、軍備を持たないというのは詭弁に過ぎないのだと思います。

平成23年（２０１１）2月24日の日経新聞文化欄に、平松伴子氏による「ベトナム女闘士を追う」というコラムが載っていましたが、その中で女闘士、グエン・ティ・ビンさんは、「私は特別な仕事をしたのではなくベトナムの女性がやるべき『バー・ダン＝３つの仕事』をやっただけです」と言ったといいます。その３つの仕事とは、国と家庭、自分を守ることだそうです。

誰にとっても、この3つの仕事は大切なことなのだと思います。自分の国を守る気概を持たないで、国の将来など語れるわけがないのだと思います。曲解に曲解を重ねて事実上の軍備を持つのではなく、憲法も整え直して軍備を持つべきなのではないでしょうか。

現行の憲法は、どう考えても作り上げるのに急ぎすぎた嫌いが否めません。また、恐らく占領国軍の中でも革新的な考えを持った人たちの一つの理想型が提示されたようにも思います。もう、戦後70年なのですから、実情に合った憲法に改めるのは当然ではないでしょうか。そして米語から訳されたような日本語ではなく、もう少し美しい日本語を選んで作り直して欲しいものです。

ただ、その前にぜひともしておかなければならないことがあります。それは、日本の法律の下で、日本人の手で、開戦責任、敗戦責任を総括しておかなければならないのだと思います。軍部の暴走をなぜ止められなかったのか、確固たる戦略もなしに、なぜ戦争をずるずると続けてしまったのかを含めて振り返り、そうならないための施策を創出しておかなければならないのだと思います。

そして、軍備を考えるときにどの程度までのことを考えるかも重要でしょう。ロンドン大学教授だった森嶋通夫氏が、「日本の選択、新しい国造りにむけて」の中で書かれているように、「論理的に軍備の行き着くところは原水爆の保有ということにならざるを得ない」としても、日本国独自にそこまでの軍備を持つことは所詮不可能なことで、それに代わる外交力、文化的支援などの「ソフトパワー」の充実を図ることも併せて考えていくべきなのだと思います。

ところで、昭和35年（1960）池田首相は、所得倍増を唱え高度成長政策をとりました。当時、池田首相がフランスでドゴール大統領から、「トランジスターを売りに来た」と揶揄されたりもしましたが、最近では、サルコジ大統領が率先してトップセールスを行っているのですから変わったものです。同年末には日本の国民総生産（GDP）が米国に次いで2位になりました。これは、平成22年（2010）に中国に抜かれて3位になるまで続いたのですから大変なことです。

そして、1980年代後半からは、いわゆるバブル景気が始まり、山手線内の土地を売れば、米国本土がそっくり買えるとか、日本本土の土地の価値で米国本土が2つ買えるなどと広言し、実際に、三菱地所によるロックフェラーセンター買収、ソニーによるコロンビア映画買収などが行われ、個人もマンションを買い換えることで巨万の富を得たり、海外リゾートを買い求めたりなどがありました。

就職戦線も売り手市場が続き、平成3年（1991）の大学卒求人倍率は、2・86倍だったそうです。今とは大きな違いです。エズラ・ボーゲルの「ジャパン　アズ　ナンバーワン」という著書も上梓され、日本型の経営が世界から注目されたものです。日経平均株価も平成元年（1989）の大納会に最高値3万8915円87銭を付けました。

しかし、そのバブルも、消費税導入や土地関連融資の抑制、いわゆる総量規制などが導入されたことなども影響して、株価、土地価格が下落を始め平成2年（1990）末には、株価が2万円を割り込みました。また、不良債権などが膨らみ、北海道拓殖銀行（拓銀）、日本長期信用銀行

（長銀）、日本債券信用銀行、山一證券、三洋証券などの破綻が続きました。

その後は、バブルの反動なのかすっかり勢いがなくなり、土地の価格も下がる一方ですし、株価の低迷も長い間続いています。この一連の騒動を精神病に例えれば、躁鬱病と似ています。躁鬱病の場合、当人自身は躁状態のときは万能感に溢れ、本人の気分は爽快ですから気分は上々というところですが、周囲の人は迷惑を蒙ります。うつのときには、何事にも悲観的で意欲もなくなり、将来への展望も描けない状態に陥ります。そして多くの場合躁的状態が激しければそれだけうつ状態も悪いことになります。つまり、山高ければ谷深しなのです。

考えますと、どの状態が平常なのかを見極めることが大事なのではないでしょうか。平時にこそ、将来のことをゆっくり考えるべきなのだと思います。

世界地図を眺めると、日本という国はいじましいほど小さな国です。諸説ありますが、カリフォルニア州の面積は、40万3930平方キロであるのに比し、日本国の面積は、37万7947平方キロと言われています。いずれにせよ、日本国はカリフォルニア州よりも小さいのは間違いありません。この小さな国が、世界第2位のGDPを保つということ自体、奇跡に近いのではないでしょうか。

世界の潮流は、米国主導なのでしょう。しかし、国のシステム、今後のあり方などをアメリカに倣うのは大きな間違いではないかと思うのです。米国は、大きな国土で移民社会で成り立っている国です。それなりに資源もありますし、未だにAmerican dreamが信じられてもいます。一方では、開国以来の歴史は200年程度で、伝統のない分、社会的実験もしやすいでしょう。しかしながら、日本はその10倍強の歴史を持ち、資源のない小国です。

米国の選挙制度で、つまり、1票でも多ければ勝者で、その勝者が全ての権利を独占できるなどは日本人の感情とは合わないのではないでしょうか。日本には、古来「惻隠の情」という言葉があります。孟子からの引用のようですが、「弱者・敗者へのいたわり」といった意味です。"Winner takes the whole"にはない考え方のように思います。こういった感情は、歴史のある欧州の人たちの方が共感できるようにも思います。

そういう側面も含めて、今の官僚を含むエリートたちが留学する先は米国がほとんどというのも気になります。学ぶべきはヨーロッパの小国のシステムではないでしょうか。

さて、昔、国会で一度も演説や答弁をしないまま65日の在任期間で首相の座を退いた石橋湛山という人がいました。彼は、第二次世界大戦の始まる前から、国際協調と自由貿易に基本を置いた「小日本主義」を唱えていました。また、「大欲を満たすがために小欲を棄てよ」と説き、「満州や山東省、支那への圧力を廃し、台湾、朝鮮の自由を認めよ」と大正10年（1921）に「東洋経済」の社説で主張しています。もし万一、彼の主張が通っていれば、日本は世界から評価され、日本人も胸を張って生きてこられたのではないでしょうか。

ところで、今、問題になっている環太平洋戦略的経済連携協定（ＴＰＰ…Trans-Pacific Partnership）に関しても、「大欲を満たすがために小欲を棄てよ」は当てはまるのではないでしょうか。日本は小国で資源に乏しく、自由貿易こそ生命線というのは自明の理です。ＴＰＰに加入すると、日本の農業が疲弊し消滅すると、一部では主張しますが、本当にそうなのかも疑問が残ります。

平成22年（２０１０）11月30日の読売新聞の記事に、「農業を主な収入源としている人は過去30年間で３分の１に減り、約２６０万人となった。平均年齢は66歳に迫り、全体の６割を超える１６０万人が65歳以上だ」とあり、「今後年間10万人超が離農する」とあります。もう、すでに日本の農業は、衰退しかかっているのではないでしょうか。

一方、農業協同組合（農協）は健在です。全国農業協同組合中央会（ＪＡ全中）のホームページによると、「ＪＡの組合員数は、２００７年度で正組合員が４８９万人です。１９７５年度の正組合員数が５７７万人ですから、この間に88万人減少しています。これは、農家戸数の減少などによるものです。一方、准組合員数は２００７年度で４５４万人です。正組合員と准組合員を合わせた組合員総数は２００７年度で９４３万人です。ここ数年、総数としてはほぼ横ばいです。これは、准組合員が増加しているからで、地域に密着した協同組合として、一般の人たちにも高い利便性を与えていることによるものです」と書かれています。不思議なことに、２００７年以降の数字は出ていません。また、「一般の人たちにも高い利便性を与えている」とありますが、JAのガソリンステーションや、住宅ローンなどのことを指すのでしょうか。JAバンクという組織もありますが、全国に９０００店舗を構え、平成22年度（２０１０）の貯預金残高は、84兆４７７２億円にのぼるのだそうです。また、主として信用事業に携わる組織に農林中央金庫があります。そこから出されている平成23年（２０１１）３月期、半期決算概況によりますと、単体の総資産は、70兆４９５０億円、半期純利益は８３４億２５００万円だそうです。

農協は本来、農民の暮らしを守るための組織でしょう。しかし、今でもそうなっているのでしょうか。農協は巨大な組織で職員数も22万４０００人と言われています。農民のためというより、農協職員のための組織というようにも思えます。農産物売買も、現在では農協を介さず、生産農家から消費者間への直接取引も盛んになっています。米も農協の取扱高は、全体の約半数です。実際、我が家でも山形の米農家から直接購入しています。

ところで、仏教用語から来ているらしいのですが、「身土不二」という言葉があります。自分の暮らしている地方で出来た旬のものを食するのが一番だという意味です。本来農業はそういった狭い地域で考える要素も持っているのだと思います。しかし、一方では農業を商業ベースに乗せるためには、広大な専有面積が必要とも言われています。地産地消が出来るような小規模な農業と、広い田畑を持ち、企業としての農業との両方が必要なのではないでしょうか。どうやらその両者とも、あえて農協という巨大組織は必要がないように思います。

四方を海に囲まれた小国のこれから進む道は、自ずから決まってくるような気がします。考えてみますと、どことなく、ＴＰＰは大東亜共栄圏構想とも似ているような気がします。

少子高齢化についてもそうですが、２０５０年には世界の人口が１００億近くになるといいます。そうなると食料事情は深刻になることでしょう。世界的規模で考えれば人口が減るのは悪いことばかりではないのかも知れません。一説によると、日本の人口は６０００万人くらいが丁度良いとも言われています。その人口に落ち着くまでどう切り抜けるかを考えることが大切なようにも思います。

これからの未来を担う子どもたちが幸せになって欲しいと願わない親は恐らくいないでしょう。しかしながら、私たち大人が、彼らの幸せのために用意できるものは限られています。そして、安部公房が、「死に急ぐ鯨たち」の中で言っているように、「未来に現在の価値基準を持ち込んではいけない、現在の単なる延長が望ましい未来だとは限らないのだ」と思います。

私たち大人が彼らに出来ることは、「こうやれば失敗する危険性が高い」といった、失敗体験なのだと思います。そして彼らが彼ら自身の価値観、幸福感で幸せになっていくことを見守ることなのだと思います。

人間は、感情に流される動物です。かくいう自分自身も、戦争中は恐らく真っ先に飛び出す軍国少年だったのではないかとも思うのです。北朝鮮などでの軍事パレードなどの一糸乱れぬ行進、マスゲームなどには、寒気を覚えます。日本も戦時中はああだったのではないでしょうか。私自身、皆が左を向いているときは、無理を承知で右を向く努力をしようと思っています。

人間は極限状態になったら、何をしでかすかわかりません。それをとどめているのは理性なのだと思います。いつでも理性を失わないようにしたいものです。

二　想像力

心理的な問題を抱える人たちと診療現場でお会いしているときに、いつも感ずることは、カウンセリングの根幹は想像力なのだということです。話の途中で、ある決まった事柄に触れようとするなど、何か口よどんでしまったり、表情が変化したりすることに気づくと、その事柄にまつわる何かが、その人にとって大きな意味があるのかなと思い、それはどうしてだろうと考えてしまいます。

ひょっとすると、その人自身もその事実に気付かないこともあるのですが、でも、心の奥底ではいつも「重奏低音」のようにそのことが影響していることもあるのです。

想像力が希薄な医療関係者は、気が付かないうちにかえって患者さんを傷つけてしまっていることもあり得ます。たとえば、「普通はそう考えませんね」と伝えた場合、それを聞いた人は、「自分は普通ではない、変なのだ」と受け止めてしまうこともあります。

しかし、このことは単に医療現場だけとは限りません。たとえば、私自身も年金をもらう年齢になったのですが、その手続きの用紙の書き方の煩雑なことといったらありませんし、わかりづらい表現でどう書けばいいのかがはっきりしないこともあるのです。おまけに、返信の封筒には切手を貼らなければならないのですが、独居の高齢者の人たちにとっては、郵便局に行き、切手を貼って投函するということ自体、どれだけ大変なことなのか想像が出来ていないのではないでしょうか。まして、田舎で近くに郵便局やポストのない人たちにとっては、本当に大変ではないかと思うのです。

医療の世界でも、実際に自分自身が患者になって初めて病院のシステムの不備、医療関係者の不親切さなどに気付かされたとの発言もあります。しかし、それ自体妙なことで、その人の身になって想像することが出来れば、最初から気付くことなのではないでしょうか。

想像力を得るためには、自分の頭で様々な可能性を考える訓練が必要なのだと思います。しかし、現在の学校での設問は一つの問いに一つの答えしか無い様式が多く、また、複数の選択肢から正答を選ぶ問題では自分で考える必要はなく、ただ暗記力が試されるだけのような気がします。

子どもに与える玩具なども完成品ばかりなのは問題だと思います。子どもたちは案外、何でもない、ボール箱やかごなどをお風呂に見立てたり、自動車に見立てたりして遊ぶものです。私たちの子ども時代は、一本の縄があれば電車にもなり、土俵にもなったりしたものです。

また、小説やラジオなど、その場面を自分なりに想像することが求められるものの代わりに、漫画、画像が氾濫してしまうのも心配です。

一つの問いに、様々な可能性を考えることが大事で、妙な先入観を持つことは慎むべきことのように思いますがいかがでしょうか。

三　チップ制度の功罪

他の国にあって日本にない制度にチップ制度があります。最初は、いくらあげたらいいのか判断に困り、煩わしい制度だと思っていました。しかし、最近はあった方が良いのではないかとも思うのです。

もう、ずいぶん昔になるのですが、家族4人でヨーロッパの汽車旅行をしたことがあります。そのときのことですが、ローマでは知人に教えてもらった、テルミニ駅の近くの小さなホテルに宿泊しました。そこはベッドが4つ並ぶ部屋で、言ってみれば金持ちでない家族連れが利用する、ありふれたホテルのようでした。

玄関を入ると正面にコンシェルジュがいるのですが、ある日そこへレストランの食材なのでしょう、野菜などを届けに、少年が現れました。そのときにコンシェルジュは彼の前にある机の引き出しの鍵を開けて、少年が差し出した予め金額が記入された領収書の金額にチップを上乗せした額を、手渡したのです。つまり、その額は彼の裁量任せなのでしょう。

逆に、もう最近はなくなったと思うのですが、以前JR東京総合病院が国鉄中央鉄道病院と呼ばれていた時代に、50円ほどの未収金を取りに汽車賃をかけてわざわざ自宅まで出かけたりしていたものです。もちろん、汽車賃は社員パスで行けばいいので無料だとしても、その時間や人件費のことを考えると馬鹿げたことのように思えたものです。

銀行では、その日の帳尻が1円でも狂うと、それがきちんと合うまで皆で必死になって頑張ったという話も耳にします。

私の幼いときに読んだ美談の一つに、侍大将だったと思うのですが、いくらかの貨幣を川の中に落としたことに気づいて、かがり火をたいて部下と一緒に一所懸命探し、ついに見つけ出した話がありました。つまり、貨幣は天下のものであり、たとえ値打ちが幾ばくかの貨幣だとはいえ、決して、粗末にしてはならないという教えのようでした。でも、子ども心に妙な話だと思ったものです。そのために使ったかがり火や部下の手間などの方が余程無駄ではないでしょうか。

同じようなことが政治資金規正法でもあります。1円以上の領収書は公開などというのは妙ではありませんか。チップ制度のある世界ではそのような馬鹿げたことは言わないだろうと思うのです。

最近の世相を表す単語に「不寛容」というのがありますが、あるところ以上のことに関しては、現場決済に任せる。収支決算で少々の違いは誤差範囲として、これを許すということがあってもいいのではないかと思うのです。

その範囲は、チップ制度が参考になるのではないでしょうか。つまり、チップの相場というのはあってないがごとしですが、大体世間知のような額、割合が決まっているのだと思います。

人からサービスを受けて、それがいくらかの金額である場合、それに見合ったチップはいくら位かを推し量ることも社会人としての訓練ではないかとも思います。そして、大体、金持ちあるいは金持ちと思っている人はチップをはずむのではないでしょうか。そういう意味ではうまくバランスがとれているようにも思うのです。

人より特別待遇を期待するなら、当然チップははずまなければならない訳ですので、それを通して社会の仕組みを知ることも出来るのではないかとも思うのです。そうではなく、通常料金で自分だけ一般のサービス以上のことを期待するのは、わがままというか、ある意味での「選民思想」につながるのではないかと思うのは私一人でしょうか。

【参考文献】

1笠原悦夫、横田和彦、村山隆志「日本における鉄道の安全管理への医学適性検査の意義と課題」
「交通医学」60巻3・4号75～83頁　2006年
2「国鉄中央保健管理所報」第20集　1987年
3山之内秀一郎著「なぜ起こる鉄道事故」東京新聞出版局　2000年
4JR健康管理研究会　動力車操縦者の医学適性検査に関するガイドライン作成検討委員会編
「動力車操縦者の医学適性検査の判定に関するハンドブック(暫定版)　鉄道産業医のために」　2009年
5「日本国有鉄道百年史　12」第4節厚生　512～531頁　1973年
6松藤　元「日本の鉄道労働衛生学の歴史」労働医学　63巻3号102～114頁　1902年
7牧野純夫「日本の放射線機器の戦後発展史（後編）」「日本放射線技術学会誌」56巻11号1287～1297頁
2000年
8航空事故調査委員会「航空事故調査報告書」昭和58年5月16日
http://araic.assistmicro.co.jp/araic/aircraft/download/pdf/58-3-JA8061.pdf
9日航「逆噴射」事故（事件史探求）http://gonta13.at.infoseek.co.jp/newpage110.htm
10首都圏鉄道運輸障害対策会議（平成21年12月22日）http://www.mlit.go.jp/common/000055543.pdf
11Rune and Jean Dubos, The White Plague, Tuberculosis, Man and Society.
北　錬平訳「白い疾病—結核と人間と社会—」財団法人結核予防会　1982年
12福田眞人「結核という文化　病の比較文化史」中公新書　2001年
13宇田賢吉「電車の運転、運転士が語る鉄道の仕組み」中公新書　2008年
14三戸祐子「定刻発車　日本の社会に刷り込まれた鉄道のリズム」交通新聞社　2001年
15クラウディア・ハーバート(勝田吉彰訳)「心に傷をうけた人のこころのケア」

「ＰＴＳＤ（外傷後ストレス障害）を起こさないために」保健同人社　１９９９年
16厚生労働省　精神・神経疾患研究委託費　外傷ストレス関連障害の実態と治療ガイドラインに関する研究班
主任研究者　金　吉晴編集「心的トラウマの理解とケア」じほう　２００１年
17安間文彦「睡眠時無呼吸症候群」文春新書　２００３年
18堀　忠雄「快適睡眠のすすめ」岩波新書　２０００年
19井上昌次郎「睡眠障害」講談社新書　２０００年
20Horstmann, S., Hess, C. W., Bassetti, C., Gugger, M. & Mathis, J.
Sleepiness-Related Accidents in Sleep Apnea Patients. SLEEP 23(3):1-7,2 000
21Teran-Santos, J., Jimenez-Gomez, A., & Cordero-Guevara, J.
The Association between Sleep Apnea and the Risk of Traffic Accidents. NEJM 340(11):847-851, 1999
22睡眠時無呼吸症候群（ＳＡＳ）問題への対応について
「交通事業に係る運転従事者の睡眠障害に起因する防止対策に関する連絡会議　申し合わせ」平成15年３月27日、
平成19年８月24日改訂　http://www.mlit.go.jp/sogoseisaku/liaison_conference/070824_2.pdf
23国土交通省鉄道局安全管理官「睡眠時無呼吸症候群（ＳＡＳ)の把握について」国鉄安第38号　平成19年８月24日
http://www.mlit.go.jp/common/000025216.pdf
24新島邦行、指原俊介、森本泰夫「鉄道会社における睡眠時無呼吸症候群対策の現状と課題」
「日本呼吸管理学会誌」13巻３号４５０～４５３頁　２００４年

村山隆志（むらやま・たかし）
鹿児島県出身。昭和40年北海道大学医学部医学科卒業、昭和55年中央鉄道病院（現・JR東京総合病院）小児科部長、平成7年JR東日本中央保健管理所（現・JR東日本健康推進センター）所長、平成17～21年社会福祉法人東京弘済園常務理事・園長
現在、北海道大学小児科非常勤講師、ルーテル学院大学非常勤講師、労働衛生コンサルタント、日本小児科学会専門医、日本心身医学会指導医、心身医療（小児科）専門医、日本心療内科学会登録医、日本小児心身医学会指導医

交通新聞社新書034
鉄道医 走る
お客さまの安全・安心を支えて
（定価はカバーに表示してあります）

2011年10月14日 第1刷発行

著 者――村山隆志
発行者――山根昌也
発行所――株式会社 交通新聞社
http://www.kotsu.co.jp/
〒102-0083 東京都千代田区麹町6-6
電話 東京（03）5216-3220（編集部）
東京（03）5216-3217（販売部）

印刷・製本―大日本印刷株式会社

ISBN978-4-330-23811-1

読む・知る・楽しむ鉄道の世界。